Hypochondrie und Krankheitsangst

Fortschritte der Psychotherapie
Band 41
Hypochondrie und Krankheitsangst
von Dr. Gaby Bleichhardt und Prof. Dr. Alexandra Martin

Herausgeber der Reihe:
Prof. Dr. Dietmar Schulte, Prof. Dr. Kurt Hahlweg,
Prof. Dr. Jürgen Margraf, Prof. Dr. Dieter Vaitl
Begründer der Reihe:
Dietmar Schulte, Klaus Grawe, Kurt Hahlweg, Dieter Vaitl

Hypochondrie und Krankheitsangst

von Gaby Bleichhardt
und Alexandra Martin

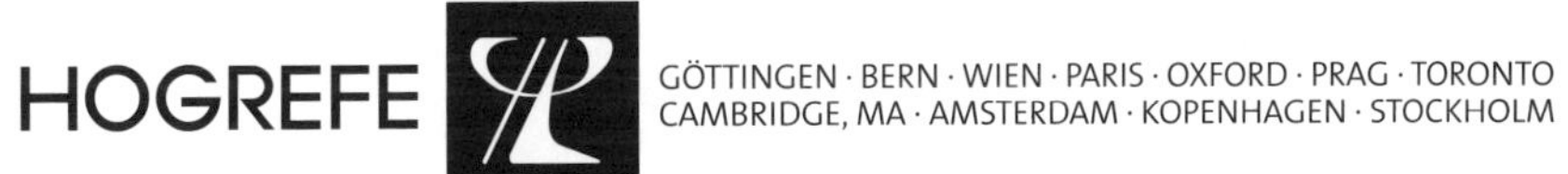

Dr. rer. nat. Gaby Bleichhardt, geb. 1970. 1991–1998 Studium der Psychologie in Duisburg, Wuppertal und Marburg. 1998–2001 Wissenschaftliche Mitarbeiterin der Klinik Roseneck in Prien am Chiemsee. 2001–2007 Wissenschaftliche Assistentin an der Universität Mainz sowie stellvertretende Leiterin der Poliklinischen Institutsambulanz für Psychotherapie. 2002 Approbation als Psychologische Psychotherapeutin (Verhaltenstherapie). 2002 Promotion. Seit 2007 Wissenschaftliche Mitarbeiterin der Psychotherapieambulanz an der Universität Marburg.

Prof. Dr. rer. nat. Alexandra Martin, geb. 1969. 1990–1996 Studium der Psychologie in Marburg. 1996–2000 Tätigkeit in der Medizinisch-Psychosomatischen Klinik Roseneck in Prien am Chiemsee. 1999 Approbation als Psychologische Psychotherapeutin (Verhaltenstherapie). 2000 Promotion. 2001–2007 Wissenschaftliche Assistentin im Bereich Klinische Psychologie und Psychotherapie an der Universität Marburg. 2006 Habilitation. Seit 2008 Professorin für Psychosomatische Medizin (Psychotherapieforschung) an der Friedrich-Alexander-Universität Erlangen-Nürnberg.

Bibliografische Information der Deutschen Nationalbibliothek

Die Deutsche Nationalbibliothek verzeichnet diese Publikation in der Deutschen Nationalbibliografie; detaillierte bibliografische Daten sind im Internet über http://dnb.d-nb.de abrufbar.

Göttingen • Bern • Wien • Paris • Oxford • Prag • Toronto
Cambridge, MA • Amsterdam • Kopenhagen • Stockholm

http://www.hogrefe.de

Aktuelle Informationen • Weitere Titel zum Thema • Ergänzende Materialien

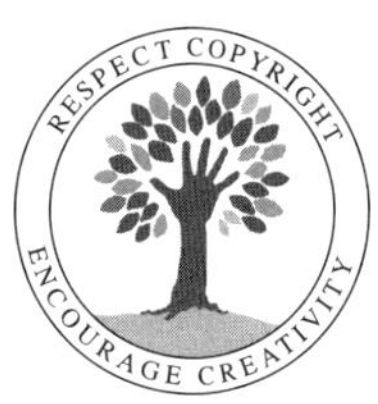

Satz: Grafik-Design Fischer, Weimar
Druck: AZ Druck und Datentechnik, Kempten
Printed in Germany
Auf säurefreiem Papier gedruckt

ISBN 978-3-8017-2119-0

Inhaltsverzeichnis

1 Beschreibung

Krankheitsängste kennt fast jeder

Krankheitsängste sind alltäglich, normal und unter Umständen lebenserhaltend. Vermutlich hatten die meisten Menschen im Laufe ihres Lebens bereits einmal vorübergehend die Idee, sie könnten ernsthaft krank sein. Üblicherweise verschwinden diese Gedanken von allein oder nach der Rückversicherung durch einen Arzt, der befundet, dass kein Anlass zur Sorge besteht. Bei Personen, die niemals einen Gedanken daran hatten, ernstlich krank zu sein, lässt sich umgekehrt spekulieren, ob sie nachlässig mit ihrem Körper umgehen und mögliche ernsthafte Krankheitszeichen übersehen.

Fallbeispiel

Die 52-jährige Bürokauffrau Frau R. möchte ihre Angst vor Krankheiten, die sie „nicht hat", behandeln lassen. Aktuell fürchtet sie, Magen- oder Darmkrebs zu haben, da sie seit Wochen ununterbrochen Bauchschmerzen hat. Frau R. leidet bereits seit ihrer Jugendzeit unter gastrointestinalen Beschwerden und Krankheitsängsten; diese begannen etwa zu der Zeit, als die Nachbarin an Magenkrebs verstarb. Im Laufe der letzten 45 Jahre gab es viele, wechselnde Krankheitsbefürchtungen. Wiederkehrend seien die Ängste, Magen-, Darm-, Brustkrebs oder einen Gehirntumor zu haben. Diese Befürchtungen beginnen jeweils mit dem Auftreten passender körperlicher Missempfindungen (Übelkeit, Bauchschmerzen, Spannungsgefühl und vermeintliche Knoten in der Brust oder Schwindel). Bisher hat sie die Ängste durch Konsultationen von Ärzten „bewältigt": Nach ärztlichen Gesprächen und Untersuchungen verschwinden die Missempfindungen in der Regel für einige Tage bis Wochen. Im Abstand von zwei Jahren lässt sie je eine Magen- und Darmspiegelung durchführen, nach denen sie für etwa ein halbes Jahr beruhigt ist.

Kernsymptom: übermäßige Angst, eine ernsthafte Krankheit zu haben

Krankheitsängste sind das Kernsymptom der Hypochondrie. Genauer gesagt spricht man bei diesem Störungsbild von einer übermäßigen Angst oder Überzeugung, an einer ernsthaften Krankheit zu leiden. Die Angst begründet sich zumeist in körperlichen Missempfindungen, die als Krankheitszeichen interpretiert werden. Die Beschäftigung mit den Krankheitsängsten kann sich genauso auf vage, mehrdeutige körperliche Empfindungen (z. B. Druckgefühl im Kopf) wie auf Körperfunktionen (z. B. Herzschlag, Peristaltik) beziehen. Als Folge der Krankheitsangst, möglicherweise aber auch schon als Prädisposition, besteht eine Fixierung der Aufmerksamkeit auf den Körper und seine Prozesse.

Charakteristische kognitive Merkmale der Hypochondrie

- Aufmerksamkeitsfokus auf körperliche Empfindungen.
- Körperliche Empfindungen werden als Zeichen ernster Erkrankungen bewertet.
- Wahrscheinlichkeit, schwer erkrankt zu sein, wird überschätzt.

Sicherheit suchendes Verhalten

Üblicherweise bestehen die Krankheitsängste im Rahmen einer Hypochondrie auch dann weiter, wenn medizinische Untersuchungen gegen das Vorliegen der befürchteten Krankheit sprechen. Im Laufe der Störung stellen sich bei den Betroffenen zunehmend Verhaltensweisen ein, die ihnen ein kurzfristiges „Gesundheitsgefühl" suggerieren bzw. effektiv zu einer vorübergehenden Reduktion von Ängsten führen. Diese werden als „Sicherheit suchendes Verhalten" bezeichnet. Darüber hinaus vermeiden krankheitsängstliche Patienten Situationen und Verhaltensweisen, die sie mit den Themen Krankheit und Tod konfrontieren oder vermehrt körperliche Missempfindungen auslösen. Was genau von den Patienten vermieden wird, ist bei der Hypochondrie jedoch recht unterschiedlich.

Charakteristische Verhaltensmerkmale der Hypochondrie

Sicherheit suchendes Verhalten:

1. Einholen von Rückversicherung
   - bei Ärzten,
   - bei anderen Personen (z. B. Familie, Freunde),
   - durch Medien (v. a. Internet, Fachbücher).
2. Kontrollieren des Körpers und der Körperfunktionen.

Vermeidungsverhalten:

1. Vermeidung der Konfrontation mit Krankheitsthemen (z. B. Krankenhäuser, bestimmte Spielfilme).
2. Vermeidung der Provokation körperlicher Missempfindungen (z. B. Sport).

All diesen Verhaltensweisen ist gemein, dass sie zu einer kurzfristigen Angstreduktion führen. Langfristig jedoch folgt eine Aufrechterhaltung oder Verschlimmerung der Krankheitsangst.

Fast jeder Mensch, ob psychotherapeutisch gebildet oder nicht, hat eine Vorstellung von Hypochondrie. Zudem steht die Medienpräsenz dieses Krankheitsbildes im erheblichen Missverhältnis zu ihrer tatsächlichen Prävalenz. Viele der Laienvorstellungen decken sich kaum mit den diagnostischen Kriterien. Tabelle 1 erläutert die häufigsten Klischees und stellt ihnen ein klinisch realistischeres Bild gegenüber.

Tabelle 1: Gegenüberstellung von Klischeevorstellungen und typischem klinischen Bild bei der Hypochondrie

Klischees und Laienvorstellungen	Klinisches Bild
„Eingebildete Kranke“	Krankheitsbefürchtungen beziehen sich auf tatsächlich vorhandene körperliche Missempfindungen – sie sind somit überzogen, aber nicht eingebildet.
Patienten sind felsenfest von Krankheit überzeugt	Bei unkorrigierbaren Überzeugungen läge ein hypochondrischer Wahn vor – Patienten geben erhöhte subjektive Wahrscheinlichkeiten an, krank zu sein, sind aber nicht dauerhaft und vollständig davon überzeugt.
Teilen der Sorgen mit möglichst vielen Mitmenschen	Scham über Krankheitsideen, so dass nur mit wenigen „eingeweihten“ Personen (Partner, Ärzten) darüber gesprochen wird.
Lustvolles Weiden an Symptomen	Patienten berichten lieber über körperliche Beschwerden als über dahinter stehende Befürchtungen, weil sie angstbesetzte Themen vermeiden.
Wunsch, tatsächlich krank zu sein	Wunsch nach einer Gesundheitsbestätigung (am liebsten hundertprozentig und immerwährend).
Betroffene leiden unter Einschränkung durch körperliche Beschwerden	Betroffene leiden vor allem unter Krankheitsängsten, die sich auf Beschwerden begründen.

Welche Krankheiten befürchten Krankheitsängstliche? Im folgenden Kasten werden die Befürchtungen von 61 Patienten mit diagnostizierter Hypochondrie dargestellt. Im Rahmen dieses Interviews wurden maximal drei Krankheiten angegeben. Es lässt sich leicht ersehen, dass Krebserkrankungen die am häufigsten geäußerten Befürchtungen sind, gefolgt von kardiovaskulären und neurologischen Krankheiten. Eine vergleichbare Verteilung ergab sich auch in einer anderen Untersuchung (Bleichhardt & Hiller, 2006).

Krebs als häufigste Befürchtung

Befürchtete Krankheiten bei Hypochondrie-Patienten der Mainzer Hochschulambulanz (N = 61)

Krebserkrankungen (insg. 50 Nennungen), dabei
- Gehirntumor (7 Nennungen),
- Lungen-, Magen-, Brustkrebs (je 5 Nennungen),
- Darm-, Hautkrebs (je 4 Nennungen),
- Lymphdrüsen-, Kehlkopfkrebs (je 3 Nennungen),
- Schilddrüsen-, Blut-, Knochenkrebs (je 2 Nennungen),
- Prostata-, Nebenhöhlen-, Hoden-, Speiseröhren-, Blasenkrebs (je 1 Nennung).

Kardiovaskuläre Erkrankungen (insg. 8 Nennungen).

Neurologische Erkrankungen (insg. 8 Nennungen), dabei
- Multiple Sklerose (6 Nennungen),
- Amyotrophe Lateralsklerose (2 Nennungen).

Andere (je 1 Nennung):
- HIV-Infektion,
- Tollwut,
- Blutvergiftung.

1.1 Bezeichnung

ICD-10 und DSM-IV: Einordnung als somatoforme Störung

Die Hypochondrie gehört in den Klassifikationssystemen ICD-10 und DSM-IV zu den somatoformen Störungen. Ihre exakte Bezeichnung in der ICD-10 lautet „hypochondrische Störung". In der ICD-10 werden die somatoformen Störungen als eigenständiges Unterkapitel F45 aufgeführt. Gemeinsames Merkmal der somatoformen Störungen ist das Vorliegen körperlicher Beschwerden ohne ausreichende organische Ursache.

Zwischenstellung zwischen somatoformer und Angststörung

Dies trifft auch für die Hypochondrie zu. Allerdings steht hier im Gegensatz zu den anderen somatoformen Störungen nicht das Leiden unter den Beschwerden an sich im Vordergrund. Vielmehr leiden die Betroffenen unter der Angst vor der potenziellen Bedeutung, die diesen Beschwerden zugeschrieben wird: einer ernsten, meist tödlichen Erkrankung. Insofern nimmt die Hypochondrie eine Zwischenstellung zwischen den somatoformen und den Angststörungen ein. Daher sprechen sich einige Wissenschaftler dafür aus, die Hypochondrie als Angststörung zu klassifizieren.

Aufgrund der negativen Besetzung des Begriffs der Hypochondrie werden zunehmend andere Bezeichnungen für dieses Syndrom gewählt: Im deutschen Sprachraum hat sich vor allem der Begriff „Krankheitsangst" durchgesetzt. Patienten akzeptieren diese Bezeichnung viel leichter, da es ihr Kernproblem präzise benennt und nicht mit den oben genannten Laienvorstellungen (vgl. Tab. 1) behaftet ist. Im Englischen herrscht die Bezeichnung „Health Anxiety“ (z. B. Taylor & Asmundson, 2004) vor. Manchmal wird deshalb auch das deutsche Pendant „Gesundheitsangst“ bzw. „Gesundheitssorgen“ verwendet.

Bezeichnung „Krankheitsangst“ wird von Patienten besser akzeptiert

1.2 Definition

ICD-10 definiert die Hypochondrie folgendermaßen:

Diagnostische Kriterien der hypochondrischen Störung nach ICD-10 (F45.20)
A 1. Eine mindestens sechs Monate anhaltende Überzeugung, an höchstens zwei schweren körperlichen Krankheiten (von denen mindestens eine speziell von den Patienten benannt sein muss) zu leiden.*
B. Die ständige Sorge um diese Überzeugung und um die Symptome verursacht andauerndes Leiden oder eine Störung des alltäglichen Lebens und veranlasst die Patienten, um medizinische Behandlung oder Untersuchungen (oder entsprechende Hilfe von Laienheilern) nachzusuchen.
C. Hartnäckige Weigerung, die medizinische Feststellung zu akzeptieren, dass keine ausreichende körperliche Ursache für die körperlichen Symptome bzw. Entstellung vorliegt. Vorübergehende Akzeptanz der ärztlichen Mitteilung allenfalls für kurze Zeiträume bis zu einigen Wochen oder unmittelbar nach einer medizinischen Untersuchung spricht nicht gegen die Diagnose.
D. Ausschlussvorbehalt: Die Störung tritt nicht ausschließlich während einer Schizophrenie oder einer verwandten Störung (F2, insbesondere F22) oder einer affektiven Störung (F3) auf.
* Kriterium A2 umschreibt die *körperdysmorphe Störung*: Anhaltende Beschäftigung mit einer vom Betroffenen angenommenen Entstellung oder Missbildung. Die Unterscheidung der beiden Störungen erfolgt erst mit der fünften Stelle der Ziffern: F45.21.

Es muss jedoch ergänzt werden, dass diese Kriterien mehrfach kritisiert worden sind (z. B. Fink et al., 2004; Gureje et al., 1997; Martin & Jacobi, 2006). Insbesondere stehen die folgenden Aspekte der ICD-10 in Widerspruch zum klinischen Bild:

Begrenzung auf max. 2 Krankheitsbefürchtungen wird kritisiert

- *Begrenzung der Anzahl der befürchteten Krankheiten auf maximal zwei* (Kriterium A): Im Unterschied dazu wird in den diagnostischen Leitlinien der ICD-10 nur vorausgesetzt, dass „eine anhaltende Überzeugung vom Vorhandensein wenigstens einer ernsthaften körperlichen Krankheit" besteht. Diese Formulierung hat den Vorteil, dass Patienten sehr wohl auch unter mehreren verschiedenen, benennbaren Krankheitsbefürchtungen leiden können. Diese Patienten entsprechen sonst dem üblichen klinischen Bild. Eine enge Begrenzung der Anzahl der befürchteten Krankheiten erscheint insofern kaum sinnvoll.

- *Hartnäckige Weigerung, die ärztliche Feststellung zu akzeptieren* (Kriterium C): Zum einen ist die hier getroffene Wortwahl zu kritisieren, da sie nicht zu einem empathischen Verständnis des Klientels beiträgt. Zum anderen ist sie inhaltlich unzutreffend. Hypochondrische Patienten testen in ihrem Kopf üblicherweise immer wieder die Hypothese, ob sie schlimm erkrankt seien oder nicht. Ärztliche Rückversicherungen gelten sehr wohl als Argument gegen die Krankheitshypothese. Sie sind jedoch nicht ausreichend, um eine längerfristige und hinreichende Beruhigung zu erfahren. Des Weiteren wird dieses Kriterium als übermäßig restriktiv erachtet, da Betroffene mit anhaltenden hypochondrischen Ängsten oder Überzeugungen, welche dieses Kriterium nicht erfüllen, ähnlich stark belastet sind wie Betroffene mit dem Vollbild der Hypochondrie.

Körperdysmorphe Störung

- Die Subsumierung der *körperdysmorphen Störung* als Variante der hypochondrischen Störung in der ICD-10 (als F45.21, s. o.) ist missverständlich. Beide Störungsbilder unterscheiden sich sehr deutlich voneinander (weitere Informationen zu dieser Störung finden sich z. B. bei Stangier, 2002).

Die folgenden Aspekte gelten als zentral und diagnostisch relevant und sind sowohl in der ICD-10 als auch im DSM-IV aufgeführt.

Zentrale diagnostische Aspekte der Hypochondrie (gemeinsame Bestandteile von ICD-10 und DSM-IV)

- Angst oder Überzeugung, an einer schweren Krankheit zu leiden.
- Dauer von mindestens sechs Monaten.
- Krankheitsangst besteht trotz medizinischer Rückversicherung.
- Krankheitsangst wird nicht besser erklärt durch eine Panikstörung, Generalisierte Angststörung, Zwangsstörung, Depression, wahnhafte oder andere psychotische Störung.

1.3 Epidemiologische Daten

Epidemiologische Daten nicht gesichert

Es gibt verhältnismäßig wenige epidemiologische Untersuchungen zu Hypochondrie und Krankheitsangst. Der gegenwärtige Forschungsstand ist nicht ausreichend, um verlässliche Zahlen anzugeben (vgl. Creed & Barsky, 2004).

Für die Allgemeinbevölkerung werden in den wenigen vorhandenen Untersuchungen recht unterschiedliche Prävalenzraten von 0,02 % (Looper & Kirmayer, 2001) bis 7,5 % (Noyes et al., 1999) berichtet.

Im Rahmen des Bundes-Gesundheitssurveys der deutschen Allgemeinbevölkerung wurde die Prävalenz des Vollbildes sowie unterschwelliger Ausprägungen der Hypochondrie nach DSM-IV untersucht (Martin & Jacobi, 2006). Nur in 3 von 4.181 untersuchten Fällen wurde das Vollbild der Hypochondrie diagnostiziert. Dies entspricht einer gewichteten 12-Monats-Prävalenz von nur 0,05 %. Die unterschwellige Hypochondrie wurde bei 0,58 % und Krankheitssorgen, welche über mindestens sechs Monate anhielten, wurden bei 2,12 % der Untersuchten festgestellt. Die Hypochondrie ist also in der Allgemeinbevölkerung in ihrem Vollbild (auf Basis der restriktiven Kriterien) eine seltene Störung, während unterschwellige Syndrome häufiger zu beobachten und klinisch bedeutsam sind, da bereits bei diesen die Lebensqualität deutlich herabgesetzt und die Inanspruchnahme medizinischer Leistungen deutlich erhöht sind.

Vollbild der Hypochondrie selten

Im medizinischen Versorgungssystem kommt die Hypochondrie erwartungsgemäß wesentlich häufiger vor. Zwar schwanken die Angaben auch hier beachtlich (0,8 % bis 9 %) – aber die mittlere Prävalenzrate von 4,2 % (Median aus sieben Studien im primärmedizinischen Setting; Creed & Barsky, 2004) ist beachtlich und weist auf die Relevanz der Störung hin.

Männer und Frauen sind vermutlich etwa gleich häufig von Hypochondrie betroffen (z. B. Bleichhardt & Hiller, 2007; Gureje et al., 1997). Zumindest zeigen die meisten Studien kein deutliches Überwiegen des weiblichen Geschlechts, wie dies für andere somatoforme und für Angststörungen belegt wurde. Zum Bildungsniveau gibt es unterschiedliche Befunde. In epidemiologischen Studien scheint Hypochondrie, wenn überhaupt, eher mit einem niedrigeren Bildungsniveau assoziiert zu sein (vgl. Creed & Barsky, 2004).

Geschlechterverhältnis ausgewogen

1.4 Verlauf und Prognose

Zum Ersterkrankungsalter fehlen bisher Längsschnittuntersuchungen. Es wird vermutet, dass Hypochondrie in jedem Alter, auch in der Kindheit, beginnen kann (Abramowitz & Braddock, 2008). Dies wird unterstützt durch Daten einer retrospektiven Befragung von Psychotherapie-Patienten zum Beginn ausgeprägter Krankheitsängste: Bei bereits 14 % der Betroffenen hatten Krankheitsängste vor dem 15. Lebensjahr, bei insgesamt 33 % vor dem 19. Lebensjahr begonnen. Das mittlere Erkrankungsalter der Befragten lag bei 27 Jahren (bei einem durchschnittlichen Alter von 36 Jahren zum Befragungszeitpunkt; Bleichhardt & Weck, 2007).

Der langfristige Verlauf der unbehandelten Hypochondrie wurde bislang nur in wenigen Studien untersucht. In einer Verlaufsstudie von Barsky et al. (1998) zeigte sich bei fast zwei Drittel (63,5 %) von 120 Patienten mit einer Hypochondrie eine Stabilität der Störung über einen Zeitraum von vier bis fünf Jahren. Während in frühen Phasen der Hypochondrie der Verlauf noch sehr variabel ist (und der Zustand auch noch vollständig oder weitgehend remittieren kann), bleibt das Störungsbild umso wahrscheinlicher bestehen, je schwerer die Krankheitsangst ausgeprägt ist, je länger diese bereits besteht und je häufiger die Betroffenen medizinische Versorgungsstrukturen nutzen (Creed & Barsky, 2004).

1.5 Differenzialdiagnose

Subklinische oder komorbide Krankheitsängste können bei einer ganzen Reihe von Störungsbildern auftreten. Im Folgenden werden die wichtigsten davon sowie die Entscheidungshilfen zur Differenzialdiagnostik vorgestellt.

Andere somatoforme Störungen

Sowohl bei der Hypochondrie als auch bei den „klassischen" somatoformen Störungen (u. a. Somatisierungsstörung) treten organisch nicht hinreichend begründete Körperbeschwerden auf. Die Abgrenzung von Hypochondrie und den „klassischen" somatoformen Störungen gelingt am besten durch die Exploration des primären Leidensdrucks, den ein Patient hat. Jemand, der von Magenschmerzen und Übelkeit geplagt wird und Ärzte aufsucht, um eine Erklärung/Diagnose und Behandlung seiner Beschwerden zu erhalten, leidet unter einer somatoformen Störung. Der Fokus liegt bei diesem v. a. auf den körperlichen Beschwerden und ihren Folgen. Dabei ist es durchaus möglich, dass vorübergehende, die Lebensführung nicht deutlich beeinträchtigende Krankheitsängste auftreten. Im Gegensatz dazu sollte eine Person, die diese Beschwerden als aushaltbar empfindet, aber aufgrund dieser Beschwerden befürchtet, es könnte ein Magenkrebs bestehen, die Diagnose Hypochondrie erhalten. Bei der Hypochondrie resultieren Leiden und Beeinträchtigung also primär aus der intensiven Beschäftigung mit der Angst oder Überzeugung, unter einer schweren Erkrankung zu leiden – und weniger aus den Symptomen selbst. In einigen Fällen kann eine Komorbidität klassischer somatoformer Störungen mit der Hypochondrie erwogen werden, wenn sowohl eine starke Beeinträchtigung durch die Beschwerden selbst, als auch eine erhebliche Einschränkung durch die Krankheitsangst vorhanden ist. Das DSM-IV führt allerdings genauer aus, dass eine Hypochondrie nicht diagnostiziert werden soll, wenn die übermäßige Beschäftigung mit Krankheitsängsten ausschließlich im Verlauf einer Somatisierungsstörung auftritt.

Hypochondrischer Wahn

Wenn ein *hypochondrischer Wahn* vorliegt, sind Patienten dauerhaft, hundertprozentig und unkorrigierbar davon überzeugt, schwer erkrankt zu sein.

Fragt man Hypochondriepatienten nach der Wahrscheinlichkeit, dass die befürchtete Krankheit bei ihnen tatsächlich vorliegt, geben sie in der Regel einen deutlich unter 100 % liegenden Wert an. Eine andere Möglichkeit zur Differenzialdiagnostik ist die Exploration von Rückversicherung: Erleben Patienten durch die ärztliche Rückversicherung, nicht krank zu sein, eine zeitweilige Beruhigung, liegt eine Hypochondrie vor. Im Gegensatz dazu können Wahnpatienten negativen medizinischen Befunden auch kurzfristig keinerlei Glauben schenken. Die Differenzialdiagnostik kann schwerer fallen bei den Personen mit Hypochondrie, welche die *meiste Zeit* nicht erkennen, dass ihre Befürchtung, eine ernsthafte Krankheit zu haben, übertrieben oder unbegründet ist. Das DSM-IV sieht dafür den Klassifikationszusatz „mit geringer Einsicht" vor. Bei diesen Betroffenen ist also zu überprüfen, ob die Überzeugungen irgendwann einmal innerhalb der Krankheitsepisode als übertrieben erschienen bzw. ob sie die Möglichkeit akzeptieren können, dass die befürchtete Krankheit nicht vorliegt.

Krankheitsphobie

Hypochondriepatienten befürchten, *bereits krank zu sein*. Liegt eine Befürchtung vor, man könne (in der Zukunft) erkranken, ist eine *Krankheitsphobie* (im Sinne einer spezifischen Phobie) zu diagnostizieren. Die Differenzierung von Hypochondrie und Krankheitsphobie wird kritisiert und ist in einigen Fällen schwer vorzunehmen. Im Zweifelsfall sollte hier der Diagnose Hypochondrie der Vorzug gegeben werden. Liegen neben der Angst, in Zukunft erkranken zu können, zudem ausgeprägte Rituale (v. a. exzessives Waschen oder Reinigen) vor, die eine mögliche Erkrankung verhindern sollen, besteht ggf. eine *Zwangsstörung*. Die Differenzialdiagnostik kann schwerer fallen, wenn das Selbstkontrollverhalten des Körpers bei Krankheitsängsten stark ritualisiert erscheint. Falls sich jedoch die wiederkehrenden belastenden Gedanken ausschließlich auf die Furcht beziehen, bereits eine ernsthafte Krankheit zu haben, sollte anstelle der Zwangsstörung eine Hypochondrie diagnostiziert werden.

Zwangsstörung

Panikstörung

Bei der Abgrenzung zur *Panikstörung* geht es meist um die Frage, ob eine Komorbidität beider Störungen vorliegt. Auch Patienten mit Panikstörung befürchten als Folge der Panikattacken nicht selten, kardiovaskulär erkrankt zu sein. Dies reicht nicht aus, um eine komorbide Hypochondrie zu diagnostizieren. Umgekehrt erleben Hypochondrie-Patienten mitunter auch Panikattacken, die z. B. durch Gedanken an einen baldigen, nicht zu verhindernden Tod getriggert werden, weshalb aber noch keine Panikstörung diagnostiziert werden sollte. Wie bei vielen Angststörungen erweist sich hier die Exploration von katastrophisierenden Kognitionen als wichtiger Wegweiser bei der Diagnostik. Zudem stellt die „Angst vor der Angst", d. h. die Angst davor, weitere Panikattacken zu erleben, ein zentrales Merkmal der Panikstörung dar.

Exploration von „Katastrophen-Kognitionen" als diagnostischer Wegweiser

Generalisierte Angststörung

Einige Patienten mit *Generalisierter Angststörung* erleben neben anderen Angst-/Sorgenthemen auch Gedanken daran, schwer krank zu sein. Bleibt dieser Bereich einer von vielen, liegt eine Generalisierte Angststörung vor. Befürchten Patienten umgekehrt schwerpunktmäßig, schwer krank zu sein, sollte die Hypochondrie diagnostiziert werden. Möglicherweise bestehen aber trotzdem weitere, weniger intrusive Gedanken.

Hypochondrie „by proxy"

Ein typisches Beispiel für hypochondrienahe andere Sorgenthemen ist die Angst, auch nahestehende Menschen könnten schwer erkrankt sein (Hypochondrie „by proxy"). Zumeist sind davon krankheitsängstliche Mütter mit jüngeren Kindern betroffen. Das Konzept des by-proxy-Syndroms ist bisher kaum dokumentiert und leider nicht wissenschaftlich untersucht.

Organische Erkrankung

Der differenzialdiagnostische Ausschluss von *medizinischen Krankheitsursachen*, welche die Krankheitssorgen der Personen stützen würden, ist eine wichtige Voraussetzung, bevor die Diagnose der Hypochondrie gestellt werden kann. Die Gefahr, eine ernsthafte *organische Erkrankung* zu übersehen, ist jedoch verhältnismäßig gering, da hypochondrische Patienten konkrete Krankheitshypothesen und in der Regel ein hohes Bedürfnis nach ärztlicher

Tabelle 2: Übersicht zur Differenzialdiagnostik

Differenzial-diagnose	Überlappende Merkmale	Differenzierende Merkmale
(Andere) Somatoforme Störungen	Körperliche Missempfindungen	Leiden unter körperlichen Symptomen (nicht unter ihrer potenziell lebensbedrohlichen Bedeutung) steht im Vordergrund
Hypochon-drischer Wahn	Überzeugung, körperlich erkrankt zu sein	Auch durch ärztliche Rückversicherung unkorrigierbare, zeitlich stabile und „hundertprozentige" Krankheitsüberzeugung
Krankheits-phobie	Krankheitsangst	Angst, eine Krankheit zu bekommen (statt davor, sie bereits zu haben)
Zwangs-störung	Krankheitsangst Sicherheit suchen-des Verhalten	Ausgeprägte Rituale zur Vermeidung, eine Krankheit zu bekommen
Panikstörung	Angst, ein schweres körperliches Leiden zu haben	Angst während Panikattacken, die sich auf einen körperlichen Zustand (z. B. Herzinfarkt, Herzversagen) bezieht (statt auf eine Erkrankung) oft: Angst vor weiteren Panikattacken
Generalisierte Angststörung	Krankheitsängste	Krankheitsangst ist nur eines von mehreren und nicht das primäre Sorgenthema
Organische Krankheit	Krankheits-befürchtung	Medizinische (Ausschluss-)Diagnostik, pathophysiologische Befunde
Progredienz-angst	Krankheitsangst	Befürchtete Krankheit liegt oder lag tatsächlich vor

Rückversicherung haben. Im Zweifelsfall sollte natürlich eine medizinische (Ausschluss-)Diagnostik nachgeholt werden. Stellt sich ein Psychotherapeut die Frage, ob sein Patient nicht vielleicht doch unter der befürchteten Krankheit leidet, handelt es sich hier allerdings oft um ein psychotherapeutisches Problem des Aushaltens von Unsicherheit: Ein Krankheitsrisiko lässt sich letztlich niemals vollständig ausschließen. Zum Umgang mit dieser Problematik wird auf Kapitel 4.4.2 verwiesen.

Die Krankheitsangst von Patienten mit schwerwiegenden körperlichen Erkrankungen (z. B. koronare Herzkrankheit, Krebserkrankung) ist allein nicht ausreichend zur Diagnose einer Hypochondrie. Sie wird manchmal mit dem Begriff der *Progredienzangst* umschrieben. Entstehen bei solchen Patienten allerdings im Verlauf der Erkrankung Befürchtungen, die sich auf andere Krankheiten beziehen, ist die Diagnose einer Hypochondrie in Erwägung zu ziehen.

Eine Zusammenfassung überlappender und unterscheidender Merkmale von Hypochondrie und den dargestellten Syndromen findet sich in Tabelle 2.

1.6 Komorbidität

Komorbidität ist häufig

In gut der Hälfte der Fälle besteht Hypochondrie neben einer anderen psychischen Störung. Die am häufigsten mit der Hypochondrie assoziierte Störung ist die Depression, die in ca. 40 % der Hypochondrie-Patienten in allgemeinärztlicher Versorgung auftritt (Noyes et al., 1994). Die zweithäufigste Komorbidität besteht mit Angststörungen. Dabei handelt es sich oft um die Panikstörung, die insgesamt bei etwa einem Drittel der Patienten (Barsky et al., 1994a: 33 %) vorliegt. Das Auftreten einer komorbiden Somatisierungsstörung wird mit 7 bis 21 % beziffert (vgl. Noyes et al., 2006).

1.7 Diagnostische Verfahren und Dokumentationshilfen

DIPS

SKID-I

Alle gängigen diagnostischen Interviewverfahren ermöglichen die strukturierte Diagnostik der Hypochondrie. Gute und ausführliche Fragenformulierungen bietet das *Diagnostische Interview für psychische Störungen* (DIPS; Schneider & Margraf, 2006). Es kann nach DSM-IV und ICD-10 diagnostiziert werden. Auch werden hier weitere, therapierelevante Aspekte erfragt (z. B. befürchtete Krankheiten, Körpersymptome). Der Hypochondrie-Teil im *Strukturierten Klinischen Interview für DSM-IV Achse I* (SKID-I; Wittchen et al., 1997b) ist knapper gehalten. Eine zeiteffiziente, rein kriteriumsbezogene Diagnostik nach DSM gelingt damit vermutlich noch besser.

Vollständig standardisiert, d. h. ohne Spielraum für den Diagnostiker, ist das *Composite International Diagnostic Interview* (CIDI; Wittchen et al., 1997a). Das CIDI erfragt die Hypochondrie adäquat in wenigen, jedoch etwas komplexen Sätzen nach DSM-IV sowie ICD-10. Für diagnostisch geschulte Interviewer sind die *Internationalen Diagnosen Checklisten für DSM-IV und ICD-10* (IDCL; Hiller et al., 1997) eine praktische Alternative. Es existiert jeweils eine Liste für DSM-IV und ICD-10, in der die diagnostischen Kriterien übersichtlich abgebildet sind. Genaue Fragenformulierungen sowie die Reihenfolge der Fragen sind dort jedoch nicht festgelegt.

CIDI

IDCL

Neben Interviewverfahren existiert eine kleine Zahl standardisierter Fragebogen zur Erfassung zentraler Aspekte der Hypochondrie. Über umfassende Normwerte verfügen jedoch nur die beiden folgenden Instrumente (Whiteley-Index und Illness Attitude Scales).

Whiteley Index WI

Ein kurzes Screening-Instrument zur Überprüfung hypochondrischer Tendenzen ist der *Whiteley-Index* (WI). Der Fragebogen wurde von Pilowsky (1967) entwickelt und enthält nur 14 Items, die mit „ja" oder „nein" beantwortet werden sollen. Die deutsche Adaptation des Fragebogens stammt von Hiller und Rief (2004). Aufgrund ihrer Analysen lassen sich drei Subskalen bestimmen: „Krankheitsängste" (z. B. „Machen Sie sich oft Sorgen, möglicherweise eine ernsthafte Krankheit zu haben?"), „Somatische Beschwerden" (z. B. „Werden Sie durch eine Vielzahl von Schmerzen geplagt?") und „Krankheitsüberzeugung" (z. B. „Bekommen Sie das Gefühl, dass die Leute Ihre Krankheit nicht ernst nehmen?"). Die internen Konsistenzen (Cronbachs Alpha) der Subskalen des WI liegen zwischen $\alpha = .51$ und $\alpha = .76$, die des Gesamtwertes bei $\alpha = .80$. Die Retest-Reliabilitäten nach 50 Tagen liegen zwischen $r_{tt} = .82$ und $r_{tt} = .89$, die für den Gesamtwert beträgt $r_{tt} = .92$. Anhand von Trennschärfeanalysen wurde ein Punktwert von 7 als Grenzwert im Sinne eines Verdachts auf Hypochondrie, ein Cut-Off-Wert von 8 als bester Trennwert festgelegt. Die Validität des Fragebogens wurde in zahlreichen Studien überprüft. Der WI ist ein ökonomisches Instrument, das sich zum Kurz-Screening, aber auch zur Verlaufsmessung einsetzen lässt. Prozentrang-Normen stehen zur Verfügung.

Illness Attitude Scales IAS

Eine umfassendere Erhebung des hypochondrischen Erscheinungsbildes bieten die *Illness Attitude Scales* (IAS). Der Entwickler des Instruments, Robert Kellner (1986), nahm à priori neun Unterskalen an, die er Krankheitssorgen, Besorgnis über Schmerzen, Gesundheitsgewohnheiten, hypochondrische Annahmen, Todesangst, Krankheitsangst, körperbezogene Aufmerksamkeit, Behandlungserfahrungen und Folgen der Beschwerden nannte. Die deutsche Adaptation des Fragebogens stammt von Hiller und Rief (2004). Die IAS bestehen aus 27 fünffach gestuften Items. Sie bilden sich empirisch auf zwei Unterskalen ab, die „Krankheitsängste" (z. B. „Machen Sie sich Sorgen über Ihre Gesundheit?") und Krankheitsverhalten (z. B. „Können Sie aufgrund Ihrer körperlichen Symptome nicht arbeiten?") genannt werden. Drei zusätzliche offene Fragen erheben weitere Informationen zu der Art der befürchteten Krankheit, tatsächlich diagnostizierten Krankheiten und den im letzten Jahr erfolgten medizinischen Behandlungen. Die Test-Retest-Reliabilität sowie die interne Konsistenz sind sehr gut, es liegen zahlreiche Belege für eine gute diskriminante und konvergente Validität vor. Auf Fragebogenebene bieten die IAS umfangreiche Explorationsmöglichkeiten von Krankheitsängsten und Krankheitsverhalten. Mit ihrer hohen Änderungssensitivität können sie zudem gut zur Evaluation des Therapieerfolges eingesetzt werden. Mit dem oben dargestellten WI korreliert der IAS-Gesamtscore hoch (r = 0.79). Prozentrang-Normen stehen zur Verfügung.

Multidimensional Inventory of Hypochondriacal Traits MIHT

Eine genauere Beurteilung hypochondrierelevanter Charakteristika ermöglicht das verhältnismäßig neue Instrument *Multidimensional Inventory of Hypochondriacal Traits* (MIHT, Longley et al., 2005, dt. Witthöft et al., im Druck). Der aus 31 Items bestehende Fragebogen umfasst 4 Subskalen (kognitive, behaviorale, affektive und perzeptuelle Aspekte). Der MIHT zeigte in bisherigen Untersuchungen gute faktorielle, konvergente und diskriminante Validität und adäquate interne Konsistenzen der Subskalen.

Tabelle 3: Diagnostische Instrumente für Hypochondrie und Krankheitsängste

	Instrument		Kurzbeschreibung
Interviews	DIPS	Diagnostisches Interview für psychische Störungen	Ausführliche Fragen, bezogen auf DSM-IV, ICD-10 sowie therapierelevante Aspekte
	SKID-I	Strukturiertes Klinisches Interview für DSM-IV Achse I	Kurze, stringente Diagnostik nach DSM-IV
	CIDI	Composite International Diagnostic Interview	Interviews
	IDCL	Internationale Diagnosen Checklisten für DSM-IV und ICD-10	Halbstrukturierte Interviews für geschulte Diagnostiker
Fragebogen	WI	Whiteley-Index	Kurze Screening- und Verlaufsdiagnostik
	IAS	International Attitude Scales	Ausführliche Screening- und Verlaufsdiagnostik
	MIHT	Multidimensional Inventory of Hypochondriacal Traits	Erfassung störungsspezifischer Charakteristika
	SAIB	Scales for the Assessment of Illness Behaviour	Erfassung von übermäßigem Krankheitsverhalten

Scale for the Assessment of Illness Behaviour SAIB

Die *Scale for the Assessment of Illness Behaviour* (SAIB) erfasst verschiedene Aspekte des Krankheitsverhaltens. Rief et al. (2003) entwickelten das Instrument zur Erhebung ungünstiger Verhaltensweisen somatoformer und depressiver Patienten. Die SAIB umfasst 26 Items, die vierfach abgestuft von „stimmt voll und ganz“ bis „stimmt nicht“ kodiert werden können. Zur Skalenzuordnung wurde eine faktorenanalytische Lösung mit fünf Unterskalen gewählt: „Diagnosenverifizierung“, „Beschwerdenausdruck“, „Medikation“, „Krankheitsfolgen“ und „Scanning“ (Selbstbeobachtung und -kontrolle). Die interne Konsistenz (Cronbachs α) für die Gesamtskala liegt bei $r = 0.90$. Bisherige Studien, auch an Hypochondrie-Patienten, zeigen, dass sich verschiedene Verhaltensweisen effektiv abbilden lassen.

Eine Übersicht über die vorgestellten Interviews und Fragebogen wird in Tabelle 3 gegeben.

2 Störungstheorien und -modelle

2.1 Vulnerabilität

Allenfalls moderater genetischer Einfluss

Aus den Studien zur Erblichkeit von Krankheitsangst kann man vorsichtig auf einen moderaten genetischen Faktor schließen. Im Vergleich zu Umwelteinflüssen bleibt dieser jedoch vermutlich gering. Taylor et al. (2006) fanden einen Heritabilitätsfaktor von etwa 30 % für (subklinische) Krankheitsangst bei ihrer Untersuchung von 153 Zwillingspaaren. Demgegenüber hatte in einer kleineren klinischen Untersuchung keiner der sechs Zwillingspartner von Hypochondrie-Erkrankten ebenfalls Hypochondrie (Torgersen, 1986). Bei Familienmitgliedern hypochondrischer Personen fand sich keine Häufung von Hypochondrie, wohl aber ein erhöhtes Auftreten anderer somatoformer Störungen (Noyes et al., 1997).

Angstsensitivität

Allerdings konnten Stein et al. (1999) in ihrer Untersuchung an über 300 Zwillingspaaren einen hohen Heritabilitätsfaktor (45 %) für Angstsensitivität finden. Unter Angstsensitivität (anxiety sensitivity) versteht man die Angst vor typischen körperlichen Begleiterscheinungen von Angst, wie z. B. Herzklopfen. Zusammenhänge von Angstsensitivität und Hypochondrie wurden für verschiedene Stichproben belegt (z. B. Bravo & Silverman, 2001; Otto et al., 1998).

Frühere Krankheitserfahrungen

Nicht selten scheinen Krankheitsängstliche bereits in ihrer Kindheit Erfahrungen mit schweren Krankheiten oder Verletzungen gemacht zu haben. In

Interviews berichtete über ein Drittel hypochondrischer Personen (38 %, im Vergleich zu 8 % nicht hypochondrischer Befragter), als Kind häufig schwer krank oder verletzt gewesen zu sein (Noyes et al., 2002). In einer retrospektiven Untersuchung an 260 Personen der Allgemeinbevölkerung konnten Zusammenhänge von Krankheitsangst mit dem Schweregrad eigener, früherer Erkrankungen sowie der Anzahl verstorbener Familienmitglieder nachgewiesen werden (Weck et al., 2009).

Ängstlichkeit in Erziehung und als Persönlichkeitsdisposition

Ein Erziehungsstil, bei dem körperlichen Symptomen erhöhte Aufmerksamkeit und Ängstlichkeit entgegengebracht wird, trägt möglicherweise ebenfalls zur Entstehung von Krankheitsangst bei: In einer Befragung berichteten krankheitsängstliche häufiger als nicht krankheitsängstliche Studierende, dass ihre Eltern belohnend reagierten (z. B. keine Hausaufgaben machen müssen, länger aufbleiben als üblicherweise erlaubt), wenn sie krank waren und die Eltern bei körperlichen Symptomen selbst ängstlich reagierten bzw. für das Einnehmen der Krankenrolle Belohnungen erfuhren (Watt & Stewart, 2000).

Neurotizismus ist die einzige Persönlichkeitseigenschaft mit hinreichenden Belegen für einen Zusammenhang mit Hypochondrie (Cox et al., 2000). Neurotizismus lässt sich mit Eigenschaften wie ängstlich, nervös und empfindlich umschreiben (Costa & McCrae, 1992).

In einer Untersuchung fanden sich Hinweise auf ein gehäuftes Auftreten traumatischer sexueller Kontakte, körperlicher Gewalt und größerer familiärer Veränderungen in Kindheit und Jugend (Barsky et al., 1994b) bei Personen mit Hypochondrie im Vergleich zu Patienten ohne Krankheitsangst. Jedoch gibt es keine Hinweise darauf, dass derartige Kindheitserlebnisse spezifisch das Risiko für Hypochondrie (und nicht für psychische Störungen allgemein) erhöhen.

Unsicherer Bindungsstil

Nach dem interpersonellen Modell der Hypochondrie von Stuart und Noyes (1999) legen frühe Erfahrungen einer feindlichen Umwelt bzw. eines Mangels an elterlicher Versorgung den Grundstein für einen unsicheren Bindungsstil. Weiter wird angenommen, dass das Rückversicherungsverhalten bei Hypochondrie dem anhaltend unsicheren Bindungsstil entspringt, indem die betroffene Person ihre Bedürfnisse nach Fürsorge über Beschwerdeschilderung und Krankheitsverhalten äußert. Das ausgeprägte Krankheitsverhalten führe jedoch häufig zu einer weiteren Zurückweisung durch behandelnde Ärzte oder Bezugspersonen. Hierdurch erfahre der Patient anstelle einer angemessenen Bestätigung bzw. Rückversicherung das Unvermögen des Behandlers, ihm angemessene Sorge zuteil werden zu lassen. Die Studie von Noyes et al. (2003) bestätigt, dass die hypochondrische Symptomatik mit diversen unsicheren Bindungsstilen, v. a. mit dem angstvollen Stil, positiv korreliert. Der angstvolle Bindungsstil korrelierte jedoch auch substanziell mit Neurotizismus. Multivariate Regressionsanalysen zeigten

Neurotizismus und ein ablehnender Bindungsstil korrelieren mit der hypochondrischen Symptomatik

schließlich, dass Neurotizismus und ein ablehnender Bindungsstil signifikante Prädiktoren der hypochondrischen Symptomatik darstellten. Die spezifische Relevanz für Hypochondrie kann erst beurteilt werden, nachdem Vergleiche mit anderen Beschwerdebildern und longitudinale Studien durchgeführt worden sind.

Alexithymie: Schwierigkeit, Emotionen zu erkennen und auszudrücken

In der Vergangenheit wurde von einigen Wissenschaftlern die Schwierigkeit, emotionale Zustände zu erkennen und verbal auszudrücken (sog. Alexithymie) für die Entstehung einer Hypochondrie (mit) verantwortlich gemacht (z. B. Nemiah, 1977). Die Vorstellung war, dass hypochondrische Personen die körperlichen Manifestationen von Gefühlen nicht als solche identifizieren können, und diese somit scheinbar grundlos entstehen. Dadurch werde die Interpretation der körperlichen Empfindungen als vermeintliche Krankheitszeichen begünstigt. In der Literatur finden sich einige Belege für erhöhte Alexithymie-Werte bei Patienten mit Hypochondrie (z. B. Bagby et al., 1986; Wise et al., 1990). Jedoch lässt sich diese Auffälligkeit auch für viele andere Patientengruppen zeigen, z. B. für klassische psychosomatische Störungen wie essentielle Hypertonie sowie psychische Störungen wie Ess-, Abhängigkeits- und Panikstörungen (vgl. Taylor, 2000). Meist sind die Alexithymie-Ausprägungen hier sogar deutlich höher.

2.2 Auslösende Bedingungen

Ähnlich wie bei den meisten psychischen Störungen existieren auch für die Hypochondrie wenig spezifische Befunde dazu, was die Störungsproblematik schließlich auslöst.

Denkbare auslösende Bedingungen sind zum einen Phasen erhöhter Belastung in Berufs- oder Privatleben, zum anderen besondere Krankheitserfahrungen. In einer Untersuchung wurde ein zeitlicher Zusammenhang von Bedrohung, Verlust und Gesundheit thematisierenden Lebensereignissen mit dem Beginn einer Hypochondrie gefunden (aber genauso auch mit der Auslösung von Depression oder Angststörung; Sandin et al., 2004). Patientenberichten zufolge können auch schlechte Erfahrungen mit dem medizinischen Versorgungssystem den Beginn einer Hypochondrie begünstigen, z. B. durch Fehldiagnose einer vermeintlich tödlichen Erkrankung oder Nichterkennen einer ernsthaften Krankheit trotz verschiedener Arztkonsultationen. Mitunter werden „Krankheitsnachrichten“ mit dem Beginn einer ausgeprägten Krankheitsangst in Verbindung gebracht. So können bei vorbestehender Vulnerabilität vermutlich auch vergleichsweise persönlich harmlose Ereignisse, wie der in TV-Nachrichten erwähnte Krebstod eines bekannten Schauspielers oder die Nachricht über das plötzliche Versterben eines „vorher kerngesunden“ Menschen aus dem Bekanntenkreis, eine Hypochondrie auslösen.

Krankheitsnachrichten

2.3 Somatosensorische Verstärkung: Die Interaktion von Wahrnehmung und Bewertung

Man vermutet, dass dem Konzept der somatosensorischen Verstärkung (englisch: „somatosensory amplification") eine zentrale Bedeutung bei der Entwicklung von Krankheitsangst zukommt. Das theoretisch von Arthur Barsky (1979) und Mitarbeitern entwickelte Konzept der somatosensorischen Verstärkung bezeichnet einen besonderen Wahrnehmungsstil, der durch Hypervigilanz bzgl. des Körpers sowie durch die Tendenz zu bedrohlichen Bewertungen von körperlichen Empfindungen gekennzeichnet ist:

Merke:

Somatosensorische Verstärkung beschreibt die Neigung,
- körperliche Empfindungen als intensiv, schädlich und beeinträchtigend zu erleben,
- unangenehmen Empfindungen besondere Aufmerksamkeit zu schenken (Hypervigilanz) und
- körperliche Empfindungen eher als pathologisch und nicht normal anzusehen.

Teufelskreis aus körperbezogener Aufmerksamkeit und katastrophisierender Interpretation

Für das Verständnis der Relevanz des Konzepts ist der Teufelskreis zu betrachten, der aus diesen Aufmerksamkeits- und Bewertungsprozessen entsteht: Körperbezogene Aufmerksamkeit führt zu einer (verstärkten) Wahrnehmung körperlicher Empfindungen. Die Wahrnehmung körperlicher Sensationen bestätigt die Hypothese, man könne ernsthaft erkrankt sein. Wächst jedoch die Überzeugung, man könne eine ernste Krankheit haben, werden die potenziellen Krankheitssymptome umso genauer beobachtet. Durch die Erhöhung der Aufmerksamkeitsfokussierung finden sich zunehmend vermeintliche Belege für die Krankheitshypothese, usw.

State und Trait

Barsky beschreibt somatosensorische Verstärkung gleichermaßen als Persönlichkeitsmerkmal, das sich aufgrund von lebensgeschichtlichen Lernerfahrungen entwickeln kann, sowie als aktuellen, veränderlichen Prozess.

Kognitives Modell von Salkovskis und Warwick

Die katastrophisierende Bewertung körperlicher Empfindungen nimmt auch in dem kognitiven Modell von Salkovskis und Warwick (2001) eine zentrale Stellung ein. Die Autoren formulieren Krankheitsangst als Funktion von vier interagierenden Faktoren: (1) der subjektiven Krankheitswahrscheinlichkeit, (2) der angenommenen Aversivität der vermuteten Erkrankung, (3) der subjektiven Coping-Fähigkeit im Falle einer potenziellen Erkrankung sowie (4) der vermuteten externen Hilfefaktoren.

Sowohl das Modell von Barsky als auch das von Warwick und Salkovskis konnten empirisch in einzelnen Aspekten, jedoch nicht in ihrer Gesamtheit experimentell überprüft werden. Beiden Modellen gemein ist die verzerrte Wahrnehmung und Interpretation körperlicher Prozesse und Krankheitsinformationen. Für deren empirischen Beleg kann eine Reihe von Befunden herangezogen werden: Verschiedene Studien konnten zeigen, dass körperliche Empfindungen von Krankheitsängstlichen häufiger gesundheitsbedrohlich interpretiert werden als von Kontrollpersonen (z. B. Haenen et al., 2000; Hitchcock & Mathews, 1992; MacLeod et al., 1998; Marcus, 1999; Smeets et al., 2000). Außerdem schreiben sich Patienten mit Hypochondrie eine größere „Intoleranz von körperlichen Beschwerden" zu als Patienten mit einer klassischen somatoformen Störung und klinische Kontrollpersonen (Rief et al., 1998). Auch schätzen diese Personen eine größere Bandbreite von körperlichen Symptomen als mögliche Krankheitszeichen ein (Barsky et al., 1993). Weiterhin halten sich hypochondrische Personen für gefährdeter, eine ernste Krankheit zu bekommen, als es nicht hypochondrische tun (Barsky et al., 2001). In einem Aufmerksamkeits-/Gedächtnistest erkannten Krankheitsängstliche krankheitsbezogene Wörter schneller wieder als Nichtkrankheitsängstliche (Hitchcock & Mathews, 1992). Die metaanalytische Befundintegration von Marcus et al. (2007) bestätigt die Relevanz dysfunktionaler Bewertungsprozesse bei Krankheitsangst, ohne dass jedoch eine größere Wahrnehmungsgenauigkeit für körperliche Prozesse nachzuweisen war.

Keine Belege für größere Wahrnehmungsgenauigkeit körperlicher Funktionen

Ob, wie in der Theorie der somatosensorischen Verstärkung angenommen, Patienten mit Hypochondrie bereits eine frühe Prädisposition für körperbezogene Aufmerksamkeit und krankheitsbezogene Bewertungen haben, erscheint plausibel, kann derzeit aber nicht empirisch belegt werden.

2.4 Aufrechterhaltende Bedingungen

In Kapitel 2.3 wurde bereits der Prozess der *somatosensorischen Verstärkung* beschrieben, der für die Aufrechterhaltung, möglicherweise auch bereits für die Veranlagung der Krankheitsangst eine zentrale Bedeutung einnimmt.

Daneben spielt zumeist das Sicherheit suchende Verhalten Krankheitsängstlicher eine wichtige Rolle. Allgemein streben Patienten mit Angststörungen nach einer schnellen Reduktion oder Vermeidung dieser Angstgefühle. Auf Hypochondrie bezogen bedeutet dies, dass Betroffene meist solche Verhaltensweisen zeigen, die ein Gesundheitsgefühl suggerieren.

Die effektivste Angstreduktion wird üblicherweise durch Konsultation eines Organmediziners bzw. seiner Rückversicherung, man leide nicht unter der befürchteten Krankheit, erreicht. Bei der Verstärkung oder Neuentwicklung von vermeintlichen Krankheitszeichen wird meist so schnell wie möglich ein Arzt aufgesucht. Auch wenn dem Arzt die Krankheitsängste seines Patienten bekannt sind, bereits alle notwendigen Untersuchungen durchgeführt und ein negativer Befund mitgeteilt wurde, werden auf Drängen des Patienten häufig doch medizinische Untersuchungen wiederholt. In einer Befragung von Hausärzten und Internisten gab ein Drittel an, bei Krankheitsängstlichen oft Untersuchungen durchzuführen, die aus fachlicher Sicht eigentlich unnötig seien, jedoch zu einer Beruhigung der Patienten führen (Bleichhardt & Weck, 2006). Jedoch ist der Gang zum Arzt für viele hypochondrische Patienten kein leichter. Zum einen ist es ihnen peinlich, diesen so oft in Anspruch nehmen zu müssen. Zum anderen besteht immer die Gefahr, dass der Arzt die eigene Befürchtung doch bestätigt. Deshalb holen einige Krankheitsängstliche auch bei anderen Personen Rückversicherung ein. Typischerweise sind das der Partner, Freunde, aber auch Bekannte mit medizinischer Bildung. Auch Psychotherapeuten werden gelegentlich explizit, häufiger indirekt, dazu genutzt, dem Patienten Rückversicherung zu geben. Auf diesen Aspekt wird in Kapitel 4.4 zu „Problemen bei der Durchführung“ eingegangen.

Aufsuchen des Arztes trotzdem oft unangenehm

Eine andere Möglichkeit ist die Suche nach Rückversicherung durch Medien. Zumeist werden das Internet oder medizinische Fachbücher herangezogen in der Hoffnung, beruhigende Informationen zu erhalten. Viele hypochondrische Patienten nutzen diese Möglichkeit nur vorübergehend. Denn auf der Suche nach rückversichernden Informationen in Internet oder Medizinbüchern trifft man gleichermaßen auf beunruhigende neue Krankheiten, verunsichernde Schilderungen von Betroffenen oder abschreckende Abbildungen.

Internet und Fachbücher zur Suche nach Rückversicherung

Auch durch Selbstkontrollverhalten des Körpers (auch: „Body Checking“) kann ein zeitweiliges „Gesundheitsgefühl“ erreicht werden. Typische Beispiele sind das mehrfach tägliche Untersuchen der weiblichen Brust, die Kontrolle des Blutdrucks oder Körpergewichts. Bleiben diese Selbsttests ohne Ergebnis, führen sie zu einer meist nur kurz andauernden Beruhigung. Jedoch werden dabei nicht selten neue, beunruhigende Empfindungen festgestellt, auf die dann baldmöglichst ein Arztbesuch folgt. Je nach Art des Kontrollverhaltens können allein dadurch auch vermeintliche Krankheitssymptome entstehen oder verstärkt werden. Zum Beispiel erzeugt ein Patient mit Angst vor Lymphdrüsenkrebs, der mehrfach täglich mit starkem Druck seine Lymphknoten abtastet, dadurch ein Anschwellen der Lymphknoten. Das Anschwellen kann er aber als weiteren Beleg seiner Krankheitsannahme deuten.

Das Vermeidungsverhalten hypochondrischer Patienten variiert stark in der Ausprägung und kann vielfältige Formen annehmen. Gemeinsames Merkmal ist, dass Betroffene damit den Themen Krankheit und Tod aus dem Weg gehen. Typischerweise werden Krankenhäuser, Krankheitsreportagen im Fernsehen oder körperliche Belastungen vermieden. Ein Beispiel für ein hoch generalisiertes Vermeidungsverhalten ist das Einstellen der Betrachtung der Lieblingsserie, weil man von der Krebserkrankung des Hauptakteures erfahren hat (vgl. Asmundson et al., 2001). Einen Sonderfall stellt die Vermeidung von Arztbesuchen dar, die bei einem nicht geringen Teil der hypochondrischen Patienten zuweilen auftritt. Dabei fürchten sich die Betroffenen derart vor einem positiven Befund, dass sie argumentieren, lieber mit der Ungewissheit leben zu wollen als mit der Gewissheit, dass ihnen bald Schlimmes widerfahren werde.

Auch Vermeidung von Arztbesuchen möglich

Aufgrund verschiedener Mechanismen führt Sicherheit suchendes Verhalten voraussichtlich zu einer Verstärkung der Symptomatik. Zunächst wird durch die kurzfristige, in der Regel aber sehr wirksame Angstreduktion diese Verhaltensweise negativ verstärkt und deshalb zunehmend häufiger durchgeführt. Aufgrund einer Steigerung dieses Verhaltens sinkt voraussichtlich die Schwelle für Ängste oder Beschwerden, für die man bisher keine Rückversicherung eingeholt hat. Mit anderen Worten, die Toleranz für körperliche Missempfindungen vermindert sich: Während man zu Beginn der Krankheitsangst vielleicht bei leichten Schmerzen noch einige Wochen abwarten konnte, bevor man zum Arzt ging, gelingt es dem Betroffenen nach langjähriger Chronifizierung nicht mehr, die gleiche Intensität von Beschwerden tagelang auszuhalten. Schließlich steigert sich durch zunehmendes Sicherheit suchendes Verhalten eine kognitive Fokussierung auf den Körper und Krankheitsthemen.

Negative Verstärkung

Toleranz für Beschwerden und Ängste sinkt

Zunehmende Fokussierung auf Körper und Krankheitsthemen

Merke:

Beteiligung des Sicherheit suchenden Verhaltens an der Aufrechterhaltung der Krankheitsangst durch

- negative Verstärkung der Verhaltensweise (kurzfristige effektive Angstreduktion),
- Toleranzverminderung für körperliche Missempfindungen und Krankheitsangst,
- erhöhte Fokussierung auf körperliche Vorgänge und Krankheitsthemen.

2.5 Kognitiv-behaviorales Gesamtmodell

In Abbildung 1 wird ein umfassendes Erklärungsmodell dargestellt, das eine Zusammenfassung oben genannter Erklärungsmechanismen bietet. Es wird davon ausgegangen, dass die oberen drei Modellkomponenten (Neigung zu körperbezogener Aufmerksamkeit, zu körperlichen Empfindungen oder zu katastrophisierenden Interpretationen derselben) bereits durch die Lerngeschichte oder möglicherweise auch durch genetische Vulnerabilität entstehen können.

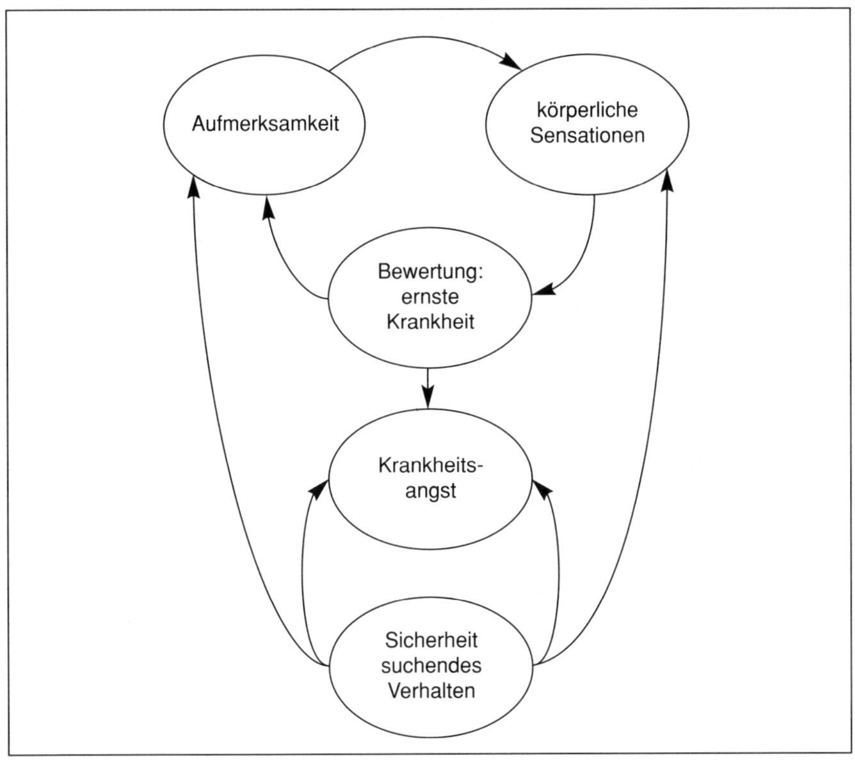

Abbildung 1: Allgemeines kognitiv-behaviorales Gesamtmodell

Ein Teufelskreis kann bei jeder der drei oberen Modellkomponenten begonnen werden. Von Patienten wahrgenommen wird zumeist zuerst eine körperliche Sensation. Diese führt zu einer ersten Interpretation als mögliches Krankheitszeichen. Infolgedessen entsteht eine Verstärkung der Aufmerksamkeit auf den betreffenden Körperbereich, die ihrerseits eine erhöhte Empfindung körperlicher Sensationen mit sich bringt (Prozess der somatosensorischen Verstärkung, vgl. Kap. 2.3). Als Begleiterscheinung des Gedankens, möglicherweise schwer erkrankt zu sein, entsteht Angst. Mitunter wird die Angst, wenn deutlich ausgeprägt, von vegetativen Symptomen begleitet (Rückkopplung zu körperlichen Sensationen). Mit Zunahme der Krankheitsangst zeigt der Patient Verhaltensweisen, die die Angst bestmöglich reduzieren – das sog. Sicherheit suchende Verhalten. Diese Strategien reduzieren jedoch nur kurzfristig die Krankheitsangst und müssen deshalb immer häufiger eingesetzt werden. Langfristig führen sie zudem zu einer Erhöhung der Krankheitsangst, da sie die Toleranz und Unterscheidungsfähigkeit für harmlose und bedrohliche Körperempfindungen vermindern sowie die körperbezogene Aufmerksamkeit erhöhen.

3 Diagnostik und Indikation

Die Therapieeingangsphase dient gleichermaßen der Installation einer konstruktiven Therapiebeziehung wie der Gewinnung von Informationen. Bei Patienten, deren Modelle sehr rigide organmedizinisch orientiert sind, kann die therapeutische Beziehungsgestaltung zusätzlich erschwert werden. Ausführliche Anregungen zur Gestaltung der Therapiebeziehung mit dem somatoformen Klientel finden sich im Band „Somatisierungsstörung" der gleichen Reihe (Rief & Hiller, 2010).

3.1 Hinweise zur Exploration in der Therapieeingangsphase

Tabelle 4 (vgl. auch Karte „Anleitung für die Exploration" im Anhang des Buches) gibt einen Überblick über die zu explorierenden Themen, zu denen eingangs Informationen gewonnen werden sollten. Essenziell und wegweisend für die Therapieplanung sind die Exploration und Festlegung von Behandlungszielen. Eine erste Idee kann die Frage an den Patienten bieten, was ihn zum Psychotherapeuten führt. Schnelle, erste Zielformulierungen erreicht man zum Beispiel auch mit der folgenden Imagination:

Kurze Frage zur Zielexploration
Stellen Sie sich vor, Sie entscheiden sich für eine Therapie bei mir, und diese Therapie ist so erfolgreich, wie Sie es sich nur vorstellen können. Jetzt stellen Sie sich weiter vor, dass ein Jahr (ggf. auch drei Jahre) vergangen ist. Was ist dann anders (an Ihnen, in Ihrer Lebenssituation, etc.)?

Symptomschilderungen fallen leichter als Nennen der Krankheitsbefürchtung

Die meisten hypochondrischen Patienten berichten lieber über körperliche Symptome als über ihre Krankheitsängste. Deshalb sollte mit der Exploration körperlicher Beschwerden begonnen werden. Um dementsprechend die Therapiebeziehung zu fördern, kann eine sehr genaue Erfassung der Missempfindungen (exakte Lokalisation, Seitenunterschiede, Intensität, zeitliche Schwankungen, Art der Empfindung – Ziehen, Brennen, Stechen, Drücken, etc.) hilfreich sein.

Nicht alle Patienten können ihre Krankheitsangst direkt beim Namen nennen. Manchmal ist das Vermeidungsverhalten bereits so ausgeprägt, dass sogar das Lautwerden des Namens der befürchteten Krankheit aversiv ist – und konkrete Nachfragen seitens des Therapeuten notwendig werden. In solchen Fällen kann es dann mitunter zu Dialogen wie diesem kommen:

Beispiel

Pat.: Wenn mir so schwindelig ist, geht es mir gar nicht gut.

Th.: Wie fühlen Sie sich dann genauer, wenn es Ihnen nicht gut geht?

Pat.: Naja, ich weiß nicht, ich bin unruhig, nervös …

Th.: Gibt es etwas, das Sie dann befürchten?

Pat.: Dann denke ich, dass im Kopf etwas sein könnte.

Th.: Was könnte dort sein?

Pat.: Etwas Schlimmes halt.

Th.: Etwas Schlimmes im Kopf – meinen Sie, dass Sie einen Gehirntumor haben könnten?

Pat.: Ja, genau.

Im Regelfall wurde die befürchtete Krankheit bereits durch wiederholte medizinisch-diagnostische Untersuchungen ausgeschlossen. In der Eingangsphase sollte sich der Therapeut über diese Befunde informieren lassen. Einige Patienten lassen in bestimmten Abständen ausführliche Tests (z. B. Endoskopien) durchführen. Über Art und Zeitabstände sollte der Therapeut ebenfalls Bescheid wissen. Da Krankheitsängste nicht selten fluktuieren, können solche Informationen helfen, ihren Verlauf einzuschätzen. Ein Patient, der jedes halbe Jahr eine Darmspiegelung machen lässt, hat vermutlich zwei Wochen danach kaum Ängste, wohl aber nach vier Monaten. Ebenso sollte nach Selbstuntersuchungen und Vermeidungsverhalten gefragt werden, da diese – wenn vorhanden – im Therapieverlauf verändert werden sollen.

Fragen zum Erstauftreten der Krankheitsängste sind hilfreich, um diese in ein individuelles Erklärungsmodell für den Patienten zu integrieren. Zudem können diese Aspekte auf weitere therapierelevante Themen hindeuten. Begann eine Hypochondrie z. B. im Rahmen von Prüfungsstress, sind evtl. bestimmte Stressbewältigungsstrategien eine sinnvolle Ergänzung zur Behandlung.

Diejenigen Patienten mit einer langjährigen Leidensgeschichte haben oftmals bereits eine Reihe verschiedener Krankheitsbefürchtungen gehabt. Manchmal reduzieren sich die spezifischen Ängste nach einer besonders aufwändigen Untersuchung (z. B. Computertomografie), und nach längerer Zeit tritt dann diese oder eine neue Krankheitsbefürchtung auf.

Schließlich sollte bei den Patienten ein früher Versuch unternommen werden, mögliche Verstärker für die Problematik zu finden. Zum Beispiel hätte eine krankheitsängstliche Patientin plötzlich kaum noch Gesprächsthemen, wenn sie sich mit ihren Bekannten nicht mehr über körperliche Beschwerden austauschen würde. Auch hätten viele Betroffene dann mehr Zeit, und damit würden z. B. erhöhte familiäre Verpflichtungen von ihnen erwartet. Die Exploration solcher Faktoren gelingt nicht selten erst im späteren Verlauf einer Therapie.

Tabelle 4: Anleitung für die Exploration

Thema	Frage
Therapieziel	– Was führt Sie zu mir? – Was würden Sie sich wünschen, dass sich durch die Therapie verändert?
Krankheits-symptome	– Unter welchen körperlichen Beschwerden leiden Sie? – Welche Anzeichen für eine mögliche Krankheit nehmen Sie an sich wahr?
Krankheits-befürchtung	– Welche Krankheit(en) befürchten Sie zu haben? – Machen Sie sich Sorgen, dass diese Beschwerden auf eine ernsthafte Erkrankung hinweisen? – Wie stark sind Sie überzeugt, unter dieser Krankheit zu leiden? (ggf. auf Skala von 0 (= gar nicht) bis 10 (= vollkommen) einschätzen lassen)
Kontrolle über Krankheits-sorgen	– Wenn Sie eine körperliche Missempfindung bemerken, erleben Sie es dann als schwer, sich auf etwas anderes zu konzentrieren bzw. an etwas anderes zu denken?
Körperliche und emotionale Begleitsymptomatik	– Wenn Sie sich über Ihre Gesundheit Sorgen machen, erleben Sie dann auch weitere Körperreaktionen wie Herzrasen, Schwitzen, Atemschwierigkeiten oder Ähnliches? – Welche Gefühle haben Sie dabei?
Ausschluss organischer Krankheiten	– Haben Sie die befürchtete Krankheit überprüfen lassen? – Was haben Ihnen die Ärzte dazu gesagt?
Rück-versicherung beim Arzt	– Wie oft waren Sie in den letzten Monaten beim Arzt? – Konkrete Beispiele auswählen: Was hat Sie veranlasst? – Wie ging es Ihnen danach? – Gibt es Untersuchungen, die Sie regelmäßig durchführen lassen? – Fällt es Ihnen schwer, Ihrem Arzt zu glauben, wenn er Ihnen mitteilt, dass ... (befürchtete Krankheit) nicht vorliegt?
Body Checking	– Gibt es Selbsttests, die Sie an sich durchführen, um Krankheitszeichen zu überprüfen? (ggf. Beispiele nennen) – Überprüfen Sie Ihren Körper nach Anzeichen der (befürchteten) Krankheit?
Weitere Rück-versicherung	– Versuchen Sie noch auf andere Weise Informationen über ... (die befürchtete Krankheit), z. B. durch Fragen an andere Menschen, Fachliteratur, das Internet, zu bekommen?

Tabelle 4: Anleitung für die Exploration (Fortsetzung)

Thema	Frage
Vermeidungs-verhalten	– Gibt es Situationen oder Tätigkeiten, die Sie vermeiden, weil sie Sie an Krankheiten erinnern?
Erstauftreten	– Wann hatten Sie zum ersten Mal Angst, eine ernste Krankheit zu haben? – Haben Sie Ideen dazu, warum es damals angefangen hat?
Verlauf der Hypochondrie	– Gab es schon andere Krankheiten, die Sie befürchteten zu haben? – Wodurch haben sich diese Befürchtungen verändert?
Folgen der Hypochondrie	– Wie wirken sich Ihre Krankheitssorgen auf Ihre Lebensgestaltung (tägliche Aktivitäten, Beziehungen) aus?
Potenzielle Verstärker für Krankheitsangst	– Könnte für Sie auch etwas schwieriger werden, wenn Sie weniger Krankheitsangst hätten? – Hätte Ihr Leben dann auch Nachteile?

3.2 Hinreichende Therapiemotivation als wichtigste Indikation

Bevor sich ein Patient mit Krankheitsangst zur Aufnahme einer Psychotherapie entscheidet, vergehen oft einige Jahre. Der Behandlungsschwerpunkt Krankheitsangst der Universität Mainz wird durchschnittlich zehn Jahre nach Ersterkrankung aufgesucht (Bleichhardt & Weck, 2007). Das bringt es mit sich, dass sich Patienten mit Krankheitsangst oftmals im Vorfeld schon viele Gedanken darüber gemacht haben, ob sie ihr Problem durch etwas anderes als durch organmedizinische Methoden in den Griff bekommen können. Wenn Psychotherapeut und Patient sich auf das Therapieziel einigen können, dass Krankheitsangst besser bewältigt werden soll, kann von einer hinreichenden Motivation für die Therapieeingangsphase ausgegangen werden.

Jedoch besteht bei den meisten krankheitsängstlichen Patienten eingangs eine Ambivalenz dafür, ob Psychotherapie wirklich die Methode der Wahl für das Problem ist. Einerseits leiden sie unter Krankheitsängsten und oft auch sogar unter den Begleitumständen des Sicherheit suchenden Verhaltens (z. B. Schamgefühle wegen häufiger Arztbesuche). Andererseits sind genau diese Verhaltensweisen lieb gewonnene Strategien, um die subjektive Erkrankungswahrscheinlichkeit zu minimieren. Es ist von den Patienten nicht zu erwarten, dass sie bereits mit der Entscheidung zur Psychotherapie auch dazu bereit sind, auf Rückversicherung o. Ä. zu verzichten. Vielmehr ist die Einschränkung der Rückversicherung beim Arzt oft die schwerste

Verzicht auf Rückversicherung ist nicht Bedingung, sondern Aufgabe der Therapie!

Aufgabe im Rahmen der Therapie. Arztkonsultationen in der Therapieeingangsphase sollten deshalb zunächst wertfrei, aber genau exploriert werden. Dem Patienten sollte das Gefühl vermittelt werden, dass über das Bedürfnis, einen Arzt zu besuchen (unabhängig davon, ob dem nachgegangen oder es ausgehalten wurde), jederzeit gesprochen werden kann.

Arztbesuche wertfrei explorieren

4 Darstellung der Therapiemethode und ihrer Wirkungsweisen

Vermittlung der Diagnose

Neben den bereits angesprochenen Aspekten stellt die Vermittlung der Diagnose eine der ersten therapeutischen Aufgaben dar. Da der Begriff der Hypochondrie in der Öffentlichkeit oft falsch und diskriminierend verwendet wird (s. „Klischee- und Laienvorstellungen", vgl. Tab. 1), ist etwas Fingerspitzengefühl nötig. Im folgenden Kasten (vgl. auch „Information zur Diagnose ‚Hypochondrie' für Patienten mit Krankheitsangst" im Anhang, S. 76) findet sich ein Formulierungsvorschlag.

Vermittlung der Diagnose „Hypochondrie"

Wir haben das Problem, für das Sie Hilfe suchen, bisher als „Krankheitsangst" bezeichnet. Es beschreibt, dass Sie Angst haben, hinter Ihren körperlichen Missempfindungen könnte eine ernste Krankheit stehen.

Wenn Ihre Behandlung durch Ihre Versicherung gewährleistet werden soll, muss ich eine Diagnose aus einem vorgegebenen Katalog vergeben. In diesem Diagnosen-Katalog wird für „Krankheitsangst" ein anderer Begriff verwendet. Können Sie sich vorstellen, welcher? (Falls nicht:) Offiziell wird der Begriff „Hypochondrie" verwendet. Viele Menschen haben recht feste Vorstellungen von „Hypochondrie" und „Hypochondern". Vieles davon ist aber eher als Vorurteil oder Klischee zu verstehen. Kennen Sie solche Vorurteile? (Vorstellungen sammeln).

Wenn man aber in die Fachbücher schaut, heißt Hypochondrie eigentlich etwas anderes. Das Wort wurde etwa im 4. Jahrhundert v. Chr. vom sogenannten „hippochondrium" abgeleitet. Hippochondrium ist der obere Bereich des Bauches, etwa dort, wo sich die Organe Leber, Galle und Milz befinden. Vermutlich wurden damals damit Menschen bezeichnet, die Beschwerden in diesem Bereich des Bauches hatten.

Schaut man heute in medizinische oder psychologische Fachbücher, in denen Hypochondrie genauer definiert wird, dann findet man dort als Kernmerkmal die „Angst oder Überzeugung, eine ernste Krankheit zu haben". Diese muss seit mindestens einem halben Jahr bestehen. Das heißt also, dass Hypochondrie in der Fachliteratur das bezeichnet, was wir hier bisher Krankheitsangst genannt haben.

Kooperation mit Hausarzt bzw. medizinischem Hauptbehandler

Viele hypochondrische Patienten haben einen medizinischen Hauptbehandler. Dies kann der Hausarzt, je nach Krankheitsbefürchtung aber auch ein Facharzt sein (z. B. Gynäkologin bei Angst vor Brustkrebs). Die Kontaktaufnahme mit dem Hausarzt des Patienten ist aus mehreren Gründen wichtig. Zunächst ist natürlich zu klären, ob eine ausreichende medizinische (Ausschluss-)Diagnostik vorgenommen wurde. Zweitens ist es wünschenswert, den ärztlichen Kollegen früh „ins Boot zu holen", denn meist geht es im Verlauf der Therapie auch darum, die ärztliche Rückversicherung zu reduzieren (s. dazu auch Kap. 4.2.1) und wiederholte diagnostische Maßnahmen zu reduzieren. Drittens fühlen sich die Patienten in der Regel ernst genommen und beruhigt, wenn man sie um eine Entbindung von der Schweigepflicht gegenüber dem Arzt bittet, um sich mit diesem über die Behandlung auszutauschen. Es signalisiert den Patienten, dass es um eine *gemeinsame Weiterbehandlung* geht.

Unter Umständen kann einzelnen Patienten die Kommunikation zwischen Arzt und Psychotherapeut jedoch auch unangenehm sein, wie das folgende Fallbeispiel zeigt:

Fallbeispiel

Herr B., ein 56-jähriger Bankkaufmann, leidet seit vielen Jahren unter der Angst, Darmkrebs haben zu können. Vorübergehende Erleichterung bringen umfassende Untersuchungen bei seinem Internisten und Hausarzt. Herr B. ist sehr zufrieden mit seinem Arzt, der in den letzten Jahren immer ein offenes Ohr für ihn gehabt hat, wenn es wirklich nötig war. Herr B. befürchtet jedoch, dass die aufmerksame Behandlung durch seinen Arzt irgendwann nachlassen könnte. Deshalb hat er sich selbst die Regel aufgestellt, diesen nie häufiger als einmal im Quartal zu konsultieren. Als sein Psychotherapeut ihn um die Schweigepflichtsentbindung für die Kommunikation mit dem Arzt bittet, lehnt er rigide ab: Er befürchtet, dass der Arzt ihn dann weniger genau und seltener untersuchen wird, wenn dieser vom Therapeuten erfährt, dass er unter Hypochondrie leide. Therapeut und Patient kommen überein, das Thema zu einem späteren Zeitpunkt der Therapie wieder aufzugreifen.

Stimmt der Patient einer Kommunikation zwischen Psychotherapeut und Hausarzt zu, kann es sinnvoll sein, mit dem Arzt allgemeine Behandlungsempfehlungen abzustimmen. Auch wurde vorgeschlagen, generelle Ansatzpunkte für die medizinische Kontaktgestaltung in schriftlicher Form zur Verfügung zu stellen (siehe Kasten, Empfehlungen von Barsky & Ahern 2004). Ausführlich ist dies bei Rief und Hiller (2010) beschrieben.

Fünf Empfehlungen an den Hausarzt für die Behandlung von Personen mit Hypochondrie (nach Barsky & Ahern, 2004)

1. Ziel der medizinischen Versorgung soll in der Verbesserung der Bewältigung anstelle der Symptombeseitigung liegen.
2. Regelmäßige, fest geplante Konsultationen sollen zu einer Entkopplung von Symptomstatus und Arztgang führen.
3. Begrenzung der Rückversicherung.
4. Zur Erklärung der Beschwerden des Patienten auf die kognitive-perzeptuelle Verstärkung (somatosensorische Verstärkung) zurückgreifen.
5. Vorsichtiger Umgang mit medizinischen Diagnosen und Behandlungen.

Auf der Basis der vorgestellten kognitiv-behavioralen Erklärungsansätze für Entstehung und Aufrechterhaltung der Hypochondrie wurden psychotherapeutische Konzepte für die Behandlung der Hypochondrie abgeleitet. Die meisten dieser Behandlungsprogramme haben große Überschneidungsbereiche mit einander. Zentrales Merkmal ist meist die Unterscheidung eines ersten, kognitiven sowie eines daran anschließenden verhaltensorientierten Therapieteils. Der erste, kognitive Abschnitt hat das übergreifende Ziel, die Krankheitsideen der Patienten zu relativieren. Dies geschieht vor allem dadurch, dass die Patienten alternative Erklärungsmöglichkeiten für ihre potenziellen Krankheitssymptome kennenlernen. Der zweite, behaviorale Abschnitt der Therapie zielt auf die Verminderung von Vermeidungs- und Sicherheit suchendem Verhalten ab.

Selbstbeobachtung

Tagebücher und Protokolle

Damit der Patient individuelle Einflussfaktoren auf Krankheitsängste und Missempfindungen selbst entdecken kann, empfiehlt sich der Einsatz von Tagebüchern oder Protokollen für die Dauer der ersten Therapiewochen.

In Protokollen (vgl. Abb. 2) sollen bei Auftreten bzw. Ansteigen der Krankheitsangst die Situation, körperliche Sensationen, Kognitionen, affektive Reaktionen und das darauf erfolgte Verhalten notiert werden. Die Selbstbeobachtung durch Protokolle hilft, die Krankheitsangst als weniger unkontrollierbar zu erleben und Ansatzpunkte für die Therapie zu erhalten (typische Auslösesituationen, andere Erklärungen für Körperempfindungen entwickeln, Sicherheit suchendes Verhalten kritisch reflektieren und verändern). Abbildung 2 stellt ein Beispielprotokoll dar. Protokolle bieten den Vorteil, möglichst zeitnah kritische Situationen festhalten zu können. Sie erfordern deshalb eine höhere Compliance als Tagebücher. Tagebücher sollen täglich zu einem festen Zeitpunkt (i. d. R. vor dem Schlafengehen) ausgefüllt werden, es können vergleichbare Variablen, zusätzlich auch Intensitätseinschätzungen für den ganzen Tag erhoben werden. Eine gute Vorlage für ein Tagebuch findet sich bei Rief und Hiller (2008).

Protokoll für Krankheitsängste				
Wann und in welcher Situation trat die Krankheitsangst auf?	**An welche Krankheit haben Sie gedacht?**	**Wie stark war die Angst?** 1: sehr gering 10: extrem stark	**Welche Körperempfindungen traten auf?**	**Was haben Sie gemacht, als die Ängste auftraten?**
Di., 21.3., 17.30 h Zeitung gelesen: „Selbstbräuner ist krebserregend"	Hautkrebs	7	keine	die Haut nach neuen Flecken abgesucht, weil ich schon oft Selbstbräuner benutzt habe
Fr., 24.3., 7.30 h Anziehen	Hautkrebs	5	Hautjucken an der rechten Schulter	mich gezwungen, nicht zu kratzen, könnte es verschlimmern

Abbildung 2: Protokoll Krankheitsangst – Beispiel

Einen Überblick zum therapeutischen Vorgehen bietet die „Checkliste Therapieplanung", die sich im Anhang (vgl. S. 77) befindet.

4.1 Kognitiver Schwerpunkt

Zentrales Charakteristikum der Hypochondrie ist die Überzeugung der Betroffenen, unter einer schweren körperlichen Krankheit zu leiden. Körperliche Missempfindungen werden als vermeintliche Belege für das Vorliegen der Krankheit interpretiert. Daher ist es wichtig, diese Kognitionen zu verändern. Ein umfassender Überblick zu den zu bearbeitenden kognitiven Bereichen wird zum Abschluss des Kapitels 4.1 in Tabelle 5 dargestellt.

4.1.1 Alternative Erklärungen für Missempfindungen

Da hypochondrische Patienten in der Regel ihre körperlichen Missempfindungen als Hauptargument für eine mögliche Erkrankung ansehen, ist die Vermittlung alternativer Erklärungen für körperliche Beschwerden ein zentraler Gegenstand der Therapie. Im Folgenden wird eine Reihe von Erklärungsmöglichkeiten für körperliche Missempfindungen aufgeführt, die mittels Informationsvermittlung, Verhaltensexperimenten und geleitetem Entdecken erarbeitet werden können. Entsprechend werden die individuell beteiligten Mechanismen schrittweise in ein fallbezogenes Störungsmodell integriert.

Aufmerksamkeit und Körperwahrnehmung

Entsprechend des Modells der somatosensorischen Verstärkung (s. Kap. 2.3) kommt der Aufmerksamkeitslenkung eine besondere Bedeutung für die Beschwerdenintensivierung zu. Verhaltensexperimente bieten die Möglichkeit, Patienten die Wirkung der Aufmerksamkeit auf körperliche Empfindungen selbst entdecken zu lassen. Zum Beispiel kann der Patient gebeten werden, sich intensiv auf eine bestimmte Körperregion zu konzentrieren. Bei hoch ängstlichen Patienten bietet sich eine neutrale Region (z. B. der linke Fuß), bei weniger ängstlichen Patienten auch die betroffene Region (z. B. der Magen bei Angst vor Magenkrebs) an. Genaue Anleitungen für Verhaltensexperimente zur Verdeutlichung des Aufmerksamkeitseffekts finden sich bei Rief und Hiller (2010).

Verhaltensexperimente zur Aufmerksamkeitslenkung auf den Körper

Üblicherweise werden von den Patienten nach solchen Verhaltensexperimenten körperliche Empfindungen berichtet, die vor der Übung noch nicht vorhanden waren. Der Prozess der Aufmerksamkeitslenkung kann mit einem Scheinwerfer verglichen werden, welcher die Empfindungen in den Vordergrund rückt, auf die sein Lichtkegel fällt – oder auch mit einer Lupe, durch die die Empfindungen im Wahrnehmungsfokus besonders intensiv, prägnant oder groß werden.

Lupe als Analogie zur Aufmerksamkeitsfokussierung

Diese Schlussfolgerung bleibt bei Patienten nicht immer ohne Widerspruch. Zuweilen missverstehen Patienten die Beteiligung der Aufmerksamkeitslenkung an der Entstehung oder Verstärkung von Beschwerden als absichtsvolle Entscheidung, sich besonders auf den Körper zu konzentrieren oder sich sogar in Empfindungen „hineinzusteigern“. Zur Entpathologisierung und Verhinderung von Reaktanz sollte deshalb ergänzt werden, dass Aufmerksamkeitslenkung nicht bewusst ausgeführt werden muss. Vielmehr

Aufmerksamkeitslenkung oft automatisiert

ist davon auszugehen, dass mit der Entwicklung der Hypochondrie körperliche Empfindungen mit zunehmender Bedeutsamkeit verknüpft werden und dadurch gesteuerte selektive Aufmerksamkeitsprozesse auch automatisiert erfolgen können.

Zentrale Aspekte der Aufmerksamkeitslenkung für hypochondrische Patienten

1. Im Körper laufen ununterbrochen eine Vielzahl verschiedener Vorgänge ab.
2. Einige der Prozesse können wir bewusst wahrnehmen.
3. Aufmerksamkeitslenkung auf den Körper verstärkt die Wahrnehmung von körperlichen Empfindungen.
4. Im Verlauf der Krankheitsangst erhalten körperliche Empfindungen eine zunehmende Wichtigkeit, da sie als mögliche Zeichen von Krankheiten interpretiert werden.
5. Die Aufmerksamkeit richtet sich automatisch auf Aspekte, die für uns eine besondere Bedeutung haben.

In Kapitel 2.5 wurde ein Erklärungsmodell zur Entstehung und Aufrechterhaltung der Krankheitsangst vorgestellt. Zu Therapiebeginn können einige Patienten kognitiv oder motivational durch die Vorstellung dieses Gesamtmodells überfordert sein. Eine Möglichkeit ist deshalb, das Gesamtmodell im Verlauf der Therapie schrittweise mit den Patienten zu erarbeiten. Zu diesem Zeitpunkt der Therapie kann der Prozess der somatosensorischen Verstärkung bereits eingeführt werden. Zur Verdeutlichung wird das bucheingangs beschriebene Patientenbeispiel von Frau R. verwendet (vgl. auch „Kognitiv-behaviorales Modell der Krankheitsangst" im Anhang, S. 79).

Beispiel:

Th.: Lassen Sie uns das, was wir bis jetzt besprochen haben, einmal schriftlich in einem Modell festhalten. Was denken Sie, wenn Sie starke Magenschmerzen und Übelkeit haben?

Pat.: Dass es Magenkrebs sein könnte.

(Therapeut notiert entsprechend die beiden Kreise, den Verbindungspfeil, vgl. Abb. 3)

Th.: Wenn Sie sich an die letzte Stunde und die Übungen erinnern – was passiert, wenn man denkt, dass man in einem Bereich seines Körpers eine schlimme Krankheit haben könnte?

Pat.: Dann beobachtet man diesen Bereich besonders.

Th.: Genau! Ob man will oder nicht – durch die Bewertung als schlimme Krankheit wird der Bereich – in Ihrem Fall der Magen – sozusagen zur „Gefahrenzone“ erklärt.

(Therapeut zeichnet dritten Kreis und zweite Verbindung ein.)

Th.: Was passiert aber, wenn Sie Ihren Magen verstärkt beobachten?

Pat.: Ich spüre immer mehr Schmerzen. Manchmal meine ich dann sogar, ich könnte wirklich einen Tumor im Magen spüren.

Th.: Das heißt, durch die Aufmerksamkeitszuwendung verstärken sich Ihre Beschwerden. Und so entsteht ein Teufelskreis, weshalb die Ängste immer schlimmer werden.

(Therapeut zeichnet dritte Verbindung ein und vervollständigt damit den Teufelskreis.)

Th.: Aus Ihrer persönlichen Geschichte heraus ergibt sich aber noch eine wichtige Erklärung für Krankheitsangst. Sie haben mir erzählt, dass in der Zeit, als Sie das erste Mal Magenschmerzen hatten …

Pat.: … meine Nachbarin an Krebs gestorben ist. Das war schrecklich.

Th.: Wenn man solche Ereignisse miterlebt, kann das ganz natürlich zur Folge haben, dass man dazu neigt, den Körper mehr zu beobachten und auch eher annimmt, dass einem das gleiche passieren könnte wie der Nachbarin.

(Therapeut zeichnet Rechteck und Verbindungspfeile ein.)

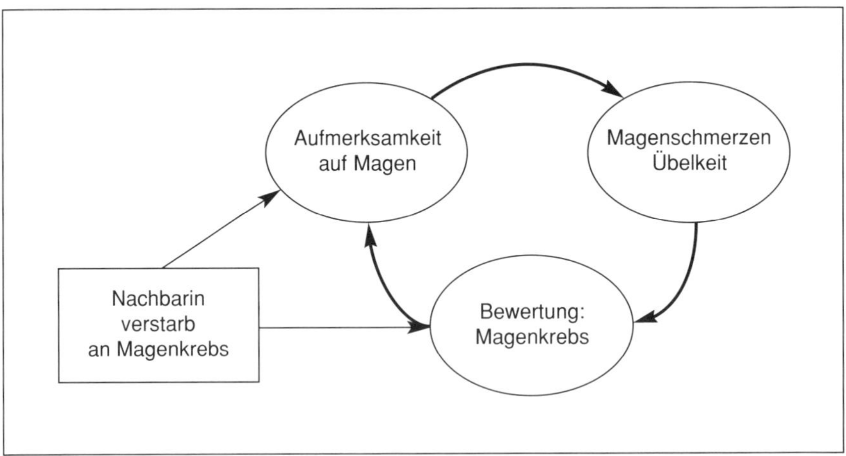

Abbildung 3: Gesamtmodell am Patientenbeispiel, Teil 1

Bei hypochondrischen Patienten stellt das Thema Aufmerksamkeit einen zentralen Baustein zur Entwicklung alternativer Erklärungen für körperliche Empfindungen dar. Mit denjenigen Patienten, die sich zudem durch die Beschwerden selbst erheblich belastet fühlen, können im Anschluss an die Psychoedukation Möglichkeiten zur Umlenkung der Aufmerksamkeit erarbeitet werden (siehe auch Rief & Hiller, 2010).

Aufmerksamkeitsumlenkung zur Bewältigung körperlicher Beschwerden

Stress und Stressreaktion

Der Aktivierung des vegetativen Nervensystems kommt eine wichtige Rolle bei der Entstehung oder Verstärkung von Missempfindungen zu. Deshalb sind psychoedukative Einheiten zur Stressreaktion ein zentraler Beitrag zur Relativierung von Krankheitsideen. Je nach Vorbildung der Patienten können im Sokratischen Dialog die entwicklungsbiologische Bedeutung der Stressreaktion, typische Stresssymptome sowie die Funktionsweise des Vegetativen Nervensystems erarbeitet werden. Auf den Patienten bezogen sollten anschließend, auch unter Zuhilfenahme von Selbstbeobachtungsinstrumenten (vgl. Vorlage „Protokoll für Krankheitsängste“ im Anhang, S. 78) individuelle Stressoren und Stresssymptome gesammelt werden. Stresssymptome können wiederum auch einen Trigger für Krankheitsängste darstellen.

Die wichtigsten Aussagen zum Thema Stress werden im folgenden Kasten zusammengefasst.

Zentrale Aspekte der Stressbeteiligung für hypochondrische Patienten
1. Unter Zeitdruck, bei Überlastung, bei Gefühlen Ärger oder Angst reagieren Menschen mit Stress. 2. Die Stressreaktion ist angeboren und erfüllt eine wichtige Funktion („Kämpfen oder Fliehen“). Akute Stressreaktionen sind gesund für den Körper. 3. Typische Stresssymptome sind Herzrasen, Atemnot, Schwindel und Hitzewallungen. 4. Diese Körperreaktionen können die krankheitsbezogenen Befürchtungen auslösen. 5. Krankheitsangst selbst kann die Stressreaktion auslösen und Missempfindungen dadurch verstärken.

Geeignet ist die Methode des Biofeedback, um den Zusammenhang zwischen Stressoren und körperlichen Vorgängen zu verdeutlichen, da hier sehr unmittelbar bereits minimale Veränderungen der Körperreaktionen abgebildet werden können (Martin & Rief, 2009). Betroffene können so beispielsweise „sehen“, dass bereits die Vergegenwärtigung der eigenen Krankheitsängste mit körperlichen Reaktionen einhergehen kann.

Biofeedback zur Demonstration psychophysiologischer Zusammenhänge

Bei dem schrittweisen Aufbau des Erklärungsmodells kann dieses nun um die Stresskomponente erweitert werden (vgl. Abb. 4). Zur Verdeutlichung dient wieder das bucheingangs beschriebene Fallbeispiel: Zum einen stellt die Bewertung, Magenkrebs zu haben, für Frau R. bereits einen Stressor dar, der das Auftreten von Magenschmerzen und Übelkeit begünstigen kann. Zum anderen erinnerte die Patientin, bereits seit ihrer Jugend unter einem „nervösen Magen" zu leiden. Daraus wurde abgeleitet, dass viele Menschen individuelle „Schwachstellen" ihres Körpers, d. h. Bereiche, die besonders reagibel sind, benennen können. Sie sind nicht bedrohlich, sondern können vielmehr als Signalstelle für Belastung umgedeutet werden. Der Magen stellt somit eine „persönliche Schwachstelle" ihres Körpers dar. Akute Stressoren, wie die Verrichtung von Tätigkeiten unter hohem Zeitdruck am Arbeitsplatz oder Ärger über das Desinteresse des Ehemannes können deshalb zu Magenbeschwerden führen.

Individuelle „Schwachstellen" als Signalstellen für Belastung

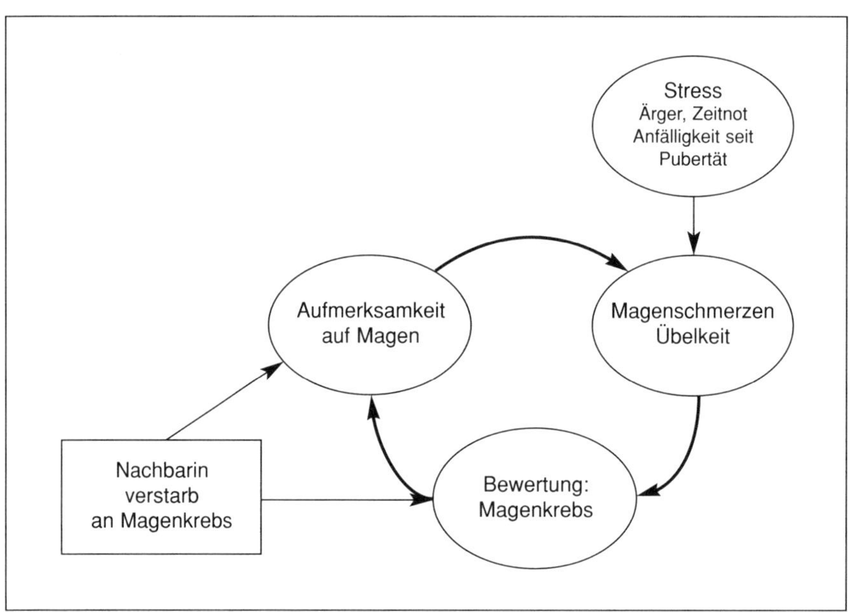

Abbildung 4: Gesamtmodell am Patientenbeispiel, Teil 2

Entspannungstraining als Bewältigungsmethode ist dann eine sinnvolle Ergänzung der Therapie, wenn die Patienten auch durch die Körperbeschwerden selbst stark belastet sind. Hier bietet sich zum einen die Progressive Muskelentspannung, zum anderen das Biofeedback an. Beide Verfahren bieten den Vorteil, dass sie neben der Verbesserung der Entspannungsfähigkeit auch die Sensibilität für körperliche Anspannung schulen. Nicht alle hypochondrischen Patienten erleben Entspannungstraining zu Beginn als angenehm (s. Kasten).

Entspannungstraining fördert auch die Sensibilität für muskuläre Anspannung

> **Merke: Besonderheiten beim Entspannungstraining mit krankheitsängstlichen Patienten**
>
> Da krankheitsängstliche Patienten zu katastrophisierenden Interpretationen körperlicher Sensationen neigen, sind die ersten Erfahrungen dieses Klientels mit Entspannungstraining unter Umständen mit aversiven Erfahrungen verknüpft. So kann es sein, dass von den meisten Menschen als positiv erlebte Zeichen der Entspannungsreaktion, wie z. B. Schweregefühl, Wärme, Kribbeln, als Krankheitszeichen interpretiert werden und deshalb angstauslösend wirken bzw. als unangenehm erlebt werden. Es empfiehlt sich deshalb, krankheitsängstliche Patienten inhaltlich umfassender als sonst auf mögliche Entspannungssymptome vorzubereiten. Treten dennoch aversive Empfindungen auf, kann dies als Gelegenheit genutzt werden, individuelle katastrophisierende Bewertungen aufzudecken und zu verändern (z. B. Kribbeln als Zeichen einer neurologischen Erkrankung bzw. als Symptom von Entspannung).

Körperliche Begleiterscheinungen von Angst

Angst stellt eine spezielle Form von Stress dar. So können auch die körperlichen Begleiterscheinungen der Angst Krankheitsängste weiter verstärken. Beschleunigt sich z. B. aufgrund des Gedankens, schwer erkrankt sein zu können, der Herzschlag und stellt die Person selbst jedoch keinen Zusammenhang zu diesem Gedanken her, sondern beobachtet nur den plötzlich schnelleren Puls, führt dies zur weiteren Aufschaukelung der Aktivierung und Sorge – ähnlich der Kaskade, die bei der Panikstörung abläuft.

Das Erklärungsmodell der Beispielpatientin (vgl. Abb. 5, S. 36) wird dem entsprechend um eine weitere Verbindung („Angst" – körperliche Beschwerden) ergänzt. Auch werden weitere, eher unspezifische körperliche Beschwerden („Schwitzen, Unruhe") ergänzt, die körperliche Begleiterscheinungen von Angst sind.

Außer der Emotion Angst können natürlich auch andere intensive, negative Emotionen körperliche Begleiterscheinungen haben, die Ängste und Krankheitsannahmen steigern.

Körperbezogene Vorstellungen über pathologische Prozesse oder Zustände

Mitunter haben die Patienten konkrete, bildhafte Vorstellungen der befürchteten Krankheit. Diese können jedoch wiederum körperliche Empfindungen verstärken, die die Krankheitsannahmen weiter bestätigen. Fürchtet zum Beispiel eine Patientin, Kehlkopfkrebs zu haben, kann sich allein aufgrund der Vorstellung die Muskulatur in der Kehlkopfregion anspannen, was zu Missempfindungen wie Enge- und Fremdkörpergefühl führt. Als Verhaltens-

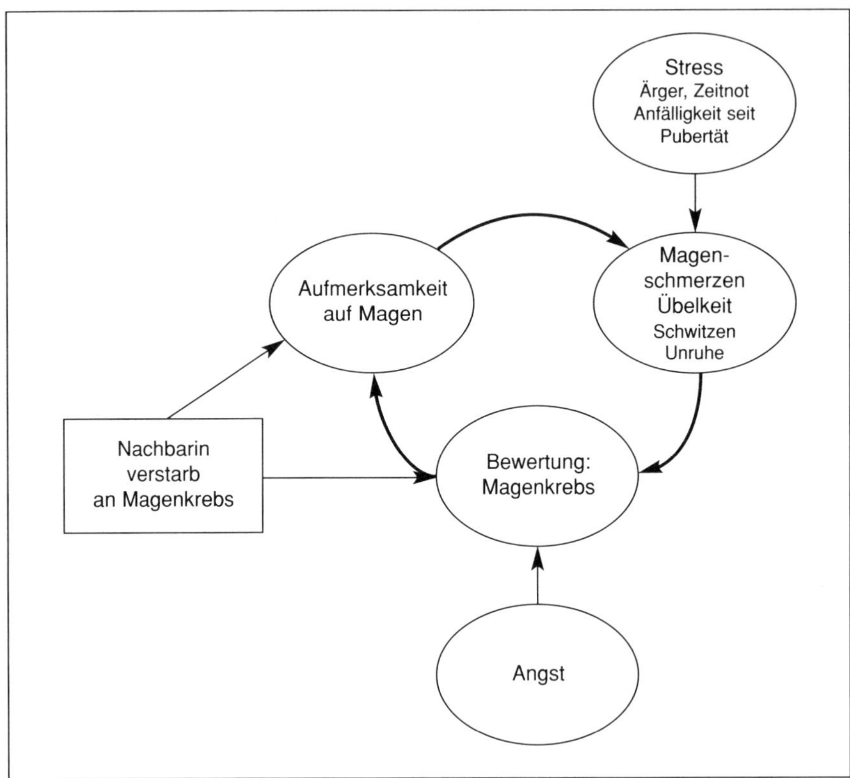

Abbildung 5: Gesamtmodell am Patientenbeispiel, Teil 3

Zitronenübung

experiment zu diesem Thema hat sich die andernorts genauer beschriebene Vorstellungsübung, bei der das langsame Beißen in eine Zitronenscheibe imaginiert werden soll, als erfolgreich erwiesen (z. B. Rief & Hiller, 2010).

Weitere Erklärungen für körperliche Missempfindungen

Für viele körperliche Beschwerden können gemeinsam mit den Patienten weitere, harmlose Erklärungen gesammelt werden. So können z. B. Nahrungsmittel, Getränke oder Medikamente körperliche Empfindungen provozieren. Eine dauerhafte Anspannung bestimmter Muskeln bzw. Fehlhaltungen können Schmerzen erzeugen. Auch Schlaf- oder Flüssigkeitsmangel sowie Mangelernährung sind zu erwägen. Wenn möglich, sollte die Wirkung dieser Faktoren auf den Körper gezielt in Verhaltensexperimenten erprobt werden (z. B. Trinken von Espresso, Besuch einer Sauna zur Provokation vegetativer Symptome). Ergänzend können Patient und Therapeut solche Einflussfaktoren anhand der Protokolle oder Tagebücher identifizieren.

4.1.2 Umstrukturierung krankheitsbezogener Kognitionen

Die bisher dargestellten psychoedukativen Elemente dienten dem Zweck, den Patienten eine Reihe alternativer Erklärungen für ihre körperlichen Beschwerden zu liefern. Sie sind eine Vorbereitung für die daran anschließende Veränderung hypochondrischer Kognitionen, von der die nächsten Abschnitte handeln.

Veränderung der Wahrscheinlichkeit der Krankheitsannahmen

Den ersten Schritt im Rahmen der eigentlichen kognitiven Umstrukturierung bildet die Formulierung der zentralen hypochondrischen Kognition(en). Im Regelfall lautet diese: „Ich habe die Krankheit xy". Der Patient kann gebeten werden einzuschätzen, wie überzeugt er zum gegenwärtigen Zeitpunkt von dieser Aussage ist. Die meisten Patienten geben hier Wahrscheinlichkeiten an, die sich deutlich von einer hundertprozentigen Sicherheit unterscheiden. Im nächsten Schritt empfiehlt sich eine eingehende Sammlung von Argumenten *für* eine mögliche Erkrankung. Eine offene Eingangsfrage hierzu könnte sein: „Was begründet Ihre Idee, … (befürchtete Krankheit) zu haben?"

Es sollte nicht der Fehler gemacht werden zu denken, die Patienten beschäftigten sich ohnehin zu viel mit ihren Krankheitsargumenten und stattdessen direkt zu den Gegenargumenten übergegangen werden. Nicht immer sind den Patienten alle Krankheitsargumente vollständig bewusst. Beispiele für Krankheitsargumente können neben den körperlichen Beschwerden auch ein hereditäres Krebsrisiko oder schädliche Verhaltensweisen wie Rauchen sein. Nicht selten werden in diesem Zusammenhang zudem Fehlinformationen sowie kognitive Verzerrungen aufgedeckt, die korrigiert bzw. kritisch hinterfragt werden können (s. Beispieldialog).

Beispiel

Th.: Was bringt Sie denn noch zu dem Gedanken, dass Sie eine Herzmuskelentzündung haben könnten?

Pat.: Als ich das letzte Mal bei diesem neuen Arzt war, hat er die Schwellung an meinen Beinen gesehen und mir sofort eine Überweisung ausgestellt und gesagt, ich solle zu Doktor Müller gehen.

Th.: Was haben Sie da gedacht?

Pat.: Doktor Müller ist Herzspezialist. Wenn er mich auf dem schnellsten Wege zu ihm schickt, muss es doch etwas am Herzen sein?

Th.: Behandelt Doktor Müller auch andere Krankheiten?

Pat.: Als ich vor Jahren die Bauchschmerzen hatte, war ich auch dort.

Th.: Also kennt sich Doktor Müller wohl auch mit anderen Krankheiten aus, ich vermute, er ist Internist?

Pat.: Ja, das kann sein.

Pat.: Aber der Arzt war so hastig, hat gar nicht lange gezögert und ganz schnell die Überweisung fertig machen lassen, so als wolle er, dass ich das so schnell wie möglich richtig abklären lasse.

Th.: Weil er so schnell die Überweisung ausgestellt und nur kurz mit Ihnen geredet hat, denken Sie, dass er etwas Schlimmes befürchtet?

Pat.: Ja, genau. Mit meiner Nachbarin hat der Arzt letzte Woche zwanzig Minuten gesprochen.

Th.: Könnte es noch andere Gründe dafür geben, dass es bei Ihnen schneller ging?

(Gemeinsam werden verschiedene Möglichkeiten gesammelt.)

Th.: Nehmen wir mal an, der Arzt hätte wirklich gedacht, es handelt sich bei Ihnen um einen Notfall. Was hätte er dann gemacht?

Nach Sammlung und Diskussion der Krankheitsargumente können dann Gründe für die Möglichkeit, nicht schwer erkrankt zu sein, zusammengestellt werden. So entsteht eine Sammlung von alternativen Erklärungen für die körperlichen Beschwerden sowie weiterer Argumente. Beispiele für übliche Gegenargumente sind: „Wenn ich die Krankheit schon so lange hätte, wie ich sie befürchte, könnte ich gar nicht so hier sitzen.“, „Solange ich jede Woche beim Nordic Walking mitmachen kann, kann ich nicht schwer krank sein.“, „Ich hatte schon drei Langzeit-EKGs, bei denen nichts am Herzen gefunden wurde.“ Zum Abschluss dieser kognitiven Einheit kann nochmals der Grad der Überzeugung erkrankt zu sein eingeschätzt werden. Im folgenden Kasten findet sich ein Überblick über die therapeutischen Schritte. Im Anhang wird ein Arbeitsblatt zur Disputation dieser Kognitionen zur Verfügung gestellt (vgl. S. 80).

Übersicht zur Veränderung krankheitsbezogener Kognitionen

1. Identifikation der hypochondrischen Kognition:
   „Ich könnte ___________ haben.“
2. Festlegung der aktuellen Überzeugungsstärke:
   Wie stark sind Sie im Moment davon überzeugt, die Krankheit zu haben (0 bis 100 %)?

3. Sammlung von Argumenten für den Krankheitsgedanken:
   a) Welche Körperempfindungen sprechen dafür, dass Sie die Krankheit haben könnten?
   b) Welche weiteren möglichen Gründe können Sie finden?
4. Disputation der Krankheitsargumente, z. B.:
   a) (zu 3a:) Gibt es andere Erklärungsmöglichkeiten für Ihre körperlichen Empfindungen?
   b) (zu 3b:) Was würden Sie einem anderen Menschen sagen, der diese Argumente anführt?
   c) (zu 2:) Sie haben oben angegeben, nicht 100 %ig sicher zu sein, dass die Krankheit vorliegt. Welche Gründe gibt es dafür, dass Sie nicht absolut sicher sind?
5. Zusammenfassung der Argumente gegen den Krankheitsgedanken: Was spricht dagegen, dass Sie die Krankheit haben?
6. Festlegung der aktuellen Überzeugungsstärke: Wie stark sind Sie im Moment – unter Berücksichtigung der Argumente für und gegen Ihre Befürchtung – davon überzeugt, die Krankheit zu haben (0 bis 100 %)?

Es ist nicht zu erwarten, dass die einmalige Disputation der hypochondrischen Kognition bereits dazu führt, dass der Betroffene sich vollständig davon distanzieren kann. Realistisch ist es jedoch, dass die Überzeugungsstärke der Kognition allmählich abnimmt – und sich Alternativbewertungen entwickeln, welche einer weiteren Überprüfung unterzogen werden können.

Wichtig ist es, dass die Patienten in die Lage versetzt werden, diese Disputationsstrategie selbst einzusetzen, wenn sie hypochondrische Kognitionen bemerken. Bereits die Gegenüberstellung von Argumenten für und gegen die Überzeugung kann zu deren Relativierung beitragen – denn so wird der automatisch ablaufenden einseitigen Fokussierung auf überzeugungskonforme Informationen entgegen gewirkt.

Veränderung der Aversivität der Krankheitsannahme

Auch wenn die Relativierung der Wahrscheinlichkeit, schwer erkrankt zu sein, das Kernstück der kognitiven Therapie bei Hypochondrie ausmacht, erscheint es bei einigen Patienten zusätzlich angebracht, an der angenommenen Aversivität einer potenziellen Erkrankung zu arbeiten. So werden mit der Möglichkeit, eine schlimme Krankheit zu haben, ein baldiger Tod oder andere schwer beeinträchtigende Konsequenzen verknüpft. Heilungschancen auf dem aktuellen Stand der Medizin werden dabei häufig unterschätzt, Krankheitsfolgen katastrophisiert (s. Beispiele im Kasten).

Beispiele für Katastrophisierungen der Konsequenzen von Krankheiten

- Wenn ich Darmkrebs hätte, würde ich in den nächsten Monaten versterben.
- Hätte ich Brustkrebs, müssten mir die Brüste abgenommen werden, mein Mann findet mich abstoßend und verlässt mich.
- Sollte ich Multiple Sklerose haben, lande ich bald im Rollstuhl und kann nicht mehr sprechen.

Zur Veränderung derartiger Kognitionen wird mit Techniken der Realitätstestung (unter der Annahme, der Patient sei tatsächlich an der befürchteten Krankheit erkrankt) gearbeitet. Mitunter ist in diesem Fall auch eine gezielte Recherche krankheitsbezogener Informationen über Literatur oder das Internet angezeigt. Genauere Hinweise zum Umgang mit dem Internet finden sich in Kapitel 4. 2.1.

Defizit krankheitsbezogener Informationen

Grübelprozesse

Bei einigen hypochondrischen Patienten nehmen krankheitsangstbezogene Kognitionen die Form von Grübelprozessen an. Hier gibt es mitunter schnelle Wechsel von Gedanken an eine mögliche schlimme Erkrankung (bzw., da häufig weniger angstbesetzt: an körperliche Missempfindungen) und Selbstberuhigungsversuchen (s. Beispiel im Kasten). Bei diesen Prozessen wird weder intensive Angst erlebt, noch kommt es zu einer erfolgreichen Veränderung der Krankheitskognitionen, weil schnelles Hin- und Her-Springen sowie eine wenig tiefgehende kognitive Verarbeitung dies unmöglich machen.

Beispiel

Pat.: Ich muss Ihnen erzählen, was mir gestern passiert ist. Gestern Abend in meinem Sportkurs ist mir schlagartig total schwindelig geworden. Ich hab mich mitten in der Halle hinlegen müssen. Und jetzt frage ich mich wieder die ganze Zeit, was mit meinem Kopf los ist. Dann sage ich mir, was soll schon sein, schließlich war ich vor zwei Monaten noch beim Neurologen. Der hätte doch etwas gefunden. Aber so einen heftigen Schwindel habe ich noch nie gehabt, gesund kann das nicht sein …

Da Grübeln eines der Kernmerkmale der Generalisierten Angststörung ist, finden sich in der Literatur zu diesem Störungsbild umfassende Beschreibungen der psychotherapeutischen Interventionen bei Grübelprozessen (Becker & Margraf, 2002; Becker & Hoyer, 2005). Ein kurzer Überblick zum Umgang mit hypochondrischem Grübeln wird im folgenden Kasten dargestellt.

Interventionen bei hypochondrischem Grübeln

- Zeiten zur Beschäftigung mit den Sorgen festlegen (in der Therapiesitzung: „5 Minuten für die Sorgen"; zu Hause: „Grübelstunde").
- Verhinderung des Hin-und-Her Springens von Verunsicherung und Beruhigung durch *getrenntes* Sammeln von Argumenten für (1. Phase) und gegen die Erkrankung (2. Phase) (s. o.).
- Konsequentes „Zu-Ende-Denken" der beunruhigenden Gedanken (s. o. und auch „Worst-Case" Expositionen, s. Kap. 4.2.2).
- Erlernen einer verbesserten kognitiven Selbststeuerung.

4.1.3 Der Wunsch nach absoluter Sicherheit

Mittels der oben dargestellten Disputationsstrategien wird das subjektive Risiko, an einer bestimmten Krankheit zu leiden, relativiert. Dass dennoch ein „Restrisiko" für eine beginnende oder auch eine in der Zukunft liegende Krankheit besteht, lässt sich nicht ausschließen. Daher sollte im Rahmen der kognitiven Therapie von Krankheitsideen auch der Umgang und die Akzeptanz von Krankheitsrisiken thematisiert werden. Die Diskussion der hundertprozentigen Sicherheit stellt zudem eine gute Überleitung zu verhaltensorientierten Interventionen dar.

Alle Menschen wünschen sich vermutlich, ganz sicher für immer von allen schrecklichen Ereignissen verschont zu bleiben. Das Leben birgt jedoch eine Vielzahl von Risiken. Die Gefahr, schwer zu erkranken, ist eine davon. Eine menschliche Entwicklungsaufgabe ist es somit, trotz solcher Risiken zu lernen, sich dauerhaft auf nicht gefahrbezogene Informationen zu konzentrieren, um z. B. seiner Arbeit nachgehen zu können. In gesundheitspsychologischen Studien hat sich gezeigt, dass Menschen dazu neigen, eigene Gesundheitsrisiken zu unterschätzen und sich selbst als weniger gefährdet als andere zu beurteilen. Diese bei Gesunden verbreitete kognitive Verzerrung wird als „optimistischer Fehlschluss" bezeichnet (vgl. Renneberg & Hammelstein, 2006). Auf Hypochondrie übertragen bedeutet dies, dass der optimistische Fehlschluss bzgl. Krankheiten weniger gut gelingt (ein empirischer Beleg findet sich bei Barsky et al., 2001).

Optimistischer Fehlschluss

Im folgenden Kasten findet sich ein kurzer Leitfaden zur Arbeit am Sicherheitsbedürfnis.

Vorgehen zur Diskussion der hundertprozentigen Sicherheit

1. Frage „Was könnte Sie denn hundertprozentig sicher machen, nicht an xy erkrankt zu sein?"
2. Ggf. Sammlung verschiedener Ideen (z. B. Spezialist in den USA aufsuchen) und kritische Diskussion.
3. Schlussfolgerung, dass es keine hundertprozentige Sicherheit für Gesundheit gibt.
4. Parallelen zum Umgang mit anderen Risiken ziehen (z. B. Rauchen, Autofahren).
5. Kognitive und behaviorale Strategien ableiten, z. B.:
   - Wahrnehmungslenkung auf nicht gefahrbezogene Reize schulen (s. Kap. 4.1.1),
   - Sicherheit suchendes Verhalten vermindern (s. Kap. 4.2.1),
   - Steigerung der Lebensqualität (s. Kap. 4.2.3).

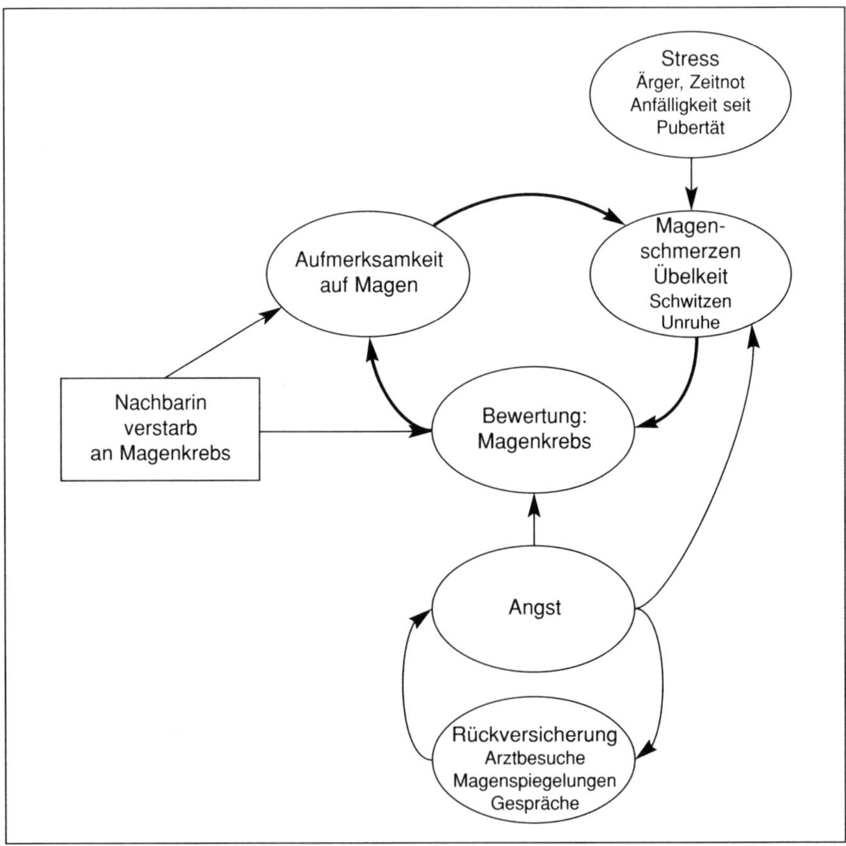

Abbildung 6: Gesamtmodell am Patientenbeispiel, vollständig

Bereits im Rahmen dieser Diskussion kann abgeleitet werden, dass viele Verhaltensweisen bei Krankheitsangst kurzfristig angstreduzierend wirken, jedoch nicht zum eigentlich intendierten Ziel eines dauerhaften Sicherheitsgefühls führen. Das Modell der Krankheitsangst in der Abbildung 6 kann wieder, unter Verwendung des Patientenbeispiels, um den letzten Aspekt des Sicherheit suchenden Verhaltens („Rückversicherung: Arztbesuche, Magenspiegelungen, Gespräche") ergänzt werden (vgl. auch die Vorlage „Kognitiv-behaviorales Modell der Krankheitsangst" im Anhang, S. 79). Wie solche Verhaltensweisen verändert werden können, wird im nächsten Abschnitt dargestellt.

Den kognitiven Schwerpunkt abschließend, werden in Tabelle 5 die wichtigsten Therapieziele und Strategien zusammengefasst und anhand von Patientenbeispielen erläutert.

Tabelle 5: Überblick zum kognitiven Schwerpunkt – Ziele, Methoden, Fallbeispiel

Ziele	Strategien/Inhalte	Beispiel
Alternative Erklärungen für Missempfindungen vermitteln	Aufmerksamkeit und Körperwahrnehmung	Aufmerksamkeitsfokussierung auf Magen erhöht Magenschmerzen
	Stress und Stressreaktion	Zeitdruck am Arbeitsplatz erhöht Magenschmerzen
	Körperliche Begleiterscheinungen der Angst	Angst Krebs zu haben führt zu Schwitzen, Herzklopfen, innerer Unruhe
	Körperbezogene Vorstellungen	Bildliche Vorstellung von einem Tumor
	Weitere Erklärungen (z. B. Schonhaltung, Nahrungsmittel)	Starker Kaffeekonsum, muskuläre Anspannung
Veränderung der Wahrscheinlichkeit der Krankheitsannahmen	Disputation der Argumente für und gegen die Krankheitsannahme	– Argumente für Magenkrebs: Magenschmerzen, positive Familienanamnese für Krebs – Argumente gegen Magenkrebs: „Wenn ich so lange Magenkrebs hätte, wie ich es befürchte, wäre ich schon tot."
Veränderung der Aversivität der Krankheitsannahme	Kognition identifizieren	„Wenn ich Magenkrebs hätte, hätte ich nur noch ein paar Monate zu leben."
	Kognition weiterdenken	Metastasen, Operationen misslingen, Chemotherapie schlägt nicht an
	Annahmen hinterfragen	Wie wahrscheinlich ist eine Verknüpfung all dieser Ereignisse?

Tabelle 5: Überblick zum kognitiven Schwerpunkt – Ziele, Methoden, Fallbeispiel (Fortsetzung)

Ziele	Strategien/Inhalte	Beispiel
Grübelprozesse verändern	Zeitliche Begrenzung der Beschäftigung mit Sorgen	Jeden Abend eine halbe Stunde bewusstes „Sich-Sorgen"
	Konsequentes „zu-Ende-Denken"	s. o.
Verminderung des Strebens nach absoluter Sicherheit	Kognitive Disputation: Herbeiführen der Erkenntnis, dass mit einem gewissen Krankheitsrisiko gelebt werden muss	„Vielleicht werde ich hundert, vielleicht habe ich auch nur noch ein paar Monate zu leben. Wichtig ist, dass ich mit meiner Lebenszeit zufrieden bin."
	Sicherheit suchendes Verhalten vermindern, Lebensziele definieren, Lebensqualität steigern	– Rückversicherung bei Ärzten vermindern – Hobby wieder aufnehmen

4.2 Behavioraler Schwerpunkt

Die Arbeit an problematischen Verhaltensweisen der Hypochondrie gelingt zumeist erst nach dem Aufbau einer vertrauensvollen Therapiebeziehung sowie einer kritischen Reflexion der Gedanken und Verhaltensweisen. Deshalb bietet es sich an, den behavioralen Schwerpunkt erst nach dem kognitiven Teil durchzuführen. Letztlich handelt es sich hier nicht um distinkte Bereiche. Auch bei der kognitiven Therapie werden bereits Sicherheit suchende Verhaltensweisen reflektiert, und bei der Verminderung des problematischen Verhaltens werden störungsbezogene Kognitionen weiter bearbeitet.

4.2.1 Veränderung Sicherheit suchenden Verhaltens

Sicherheit suchendes Verhalten bei hypochondrischen Patienten kann verschiedene Formen annehmen (Arztbesuche, Selbstkontrollen, etc.). Die zentralen therapeutischen Schritte zum Abbau ungünstigen Sicherheitsverhaltens sind jedoch stets die gleichen. Deshalb wird zunächst das allgemeine therapeutische Vorgehen vorgestellt, bevor auf Besonderheiten zu den verschiedenen Verhaltensweisen eingegangen wird.

Nach Konkretisierung der Verhaltensweisen sollten die kurz- und langfristigen Konsequenzen gegenübergestellt werden. In einem nächsten Schritt soll der Patient den Konsequenzen die Valenzen (wie angenehm – unangenehm oder positiv – negativ) zuordnen. Sicherheit suchendes Verhalten ist deshalb so schwierig zu verändern, da es kurzfristig angenehme Folgen hat und demgegenüber die negativen Folgen erst längerfristig spürbar werden.

Entscheidet sich ein Patient nun, das Sicherheit suchende Verhalten zu vermindern, muss er damit kurzfristig negative Konsequenzen (i. d. R. ein Ansteigen der Angst) in Kauf nehmen. Das Treffen der Entscheidung, Sicherheit suchendes Verhalten zu vermindern, ist eine notwendige Bedingung. Sie sollte möglichst auch schriftlich festgehalten werden. Da für das konsequente Umsetzen oft eine hohe Motivation notwendig ist, ist es wichtig, dass der Patient immer wieder auf seine (fixierte) Entscheidung zurückgeführt werden kann.

Allgemeines Vorgehen zur Verminderung Sicherheit suchenden Verhaltens

1. *Verstehen:*
- Genaue Bestimmung der Verhaltensweise (Art, Basisrate).
- Exploration kurzfristiger Konsequenzen.
- Exploration langfristiger Konsequenzen.
- Zuordnung der Qualitäten (angenehm vs. unangenehm) zu den Konsequenzen.
- Schlussfolgerung, dass Sicherheit suchendes Verhalten i. d. R. durch kurzfristige, positive Konsequenzen gesteuert wird, langfristig jedoch negative Folgen hat.

2. *Entscheiden:*
- Treffen einer Entscheidung, im Sinne langfristiger Konsequenzen zu handeln und Sicherheit suchendes Verhalten zu vermindern (oder alternativ weiterzumachen, was aber mit einer Inkaufnahme der negativen Konsequenzen verbunden wäre).

3. *Verändern:*
- Vereinbaren sinnvoller, realistischer Ziele.
- Planung der Durchführung.
- Unterstützung bei Rückschlägen.

Ziel ist es, dass der Patienten die aufrechterhaltenden Bedingungen für sein Sicherheit suchendes Verhalten nachvollziehen kann. Daraus ergibt sich das Therapierational, dieses Verhalten zu vermindern oder gänzlich einzustellen. Die bei der Verhinderung Sicherheit suchenden Verhaltens bestehenden Besonderheiten werden in den nächsten Abschnitten einzeln erläutert.

Selbstkontrollverhalten – „Body Checking“

Die meisten hypochondrischen Patienten haben sich im Verlauf der Krankheitsangst Selbsttests angeeignet, um sich kurzfristig ein Gefühl von Gesundheit zu verschaffen. In der folgenden Übersicht finden sich einige beispielhafte Verhaltensweisen:

Typische Verhaltensweisen zur Selbstkontrolle des Körpers

- Tägliches Abtasten der weiblichen Brust oder der Lymphknoten aus Angst vor Krebs.
- Absuchen der Haut nach Veränderungen aus Angst vor Hautkrebs.
- Nase mit geschlossenen Augen berühren aus Angst vor neurologischen Erkrankungen.
- Messung von Blutdruck und Puls aus Angst vor Herzerkrankungen.
- Gewichtskontrollen aus Angst vor Gewichtsverlust aufgrund von Krebs.
- Sichtung von Stuhl nach möglichen Blutspuren oder Veränderungen der Konsistenz aus Angst vor Darmkrebs.
- Wiederholtes Schlucken bei Angst vor Kehlkopfkrebs.
- Erinnerungschecks aus Angst vor Demenzerkrankungen.
- Tägliche Fitness-Übungen.

Kontrollverhalten kann Missempfindungen verstärken

Einigen dieser Verhaltensweisen ist es eigen, dass sich allein durch ihre Ausführung körperliche Missempfindungen verstärken. So ist es bei Patientinnen mit Angst vor Brustkrebs keine Seltenheit, dass das Brustgewebe aufgrund des häufigen, intensiven Abtastens anschwillt, Hämatome entstehen und das Tasten noch schmerzhafter wird.

Mitunter fällt es den Patienten schwer, langfristig negative Konsequenzen zu explorieren (Argument: „Selbst wenn es langfristig nicht helfen sollte, schadet es doch auch nicht!“). Im Folgenden wird deshalb eine Liste möglicher negativer Konsequenzen dargestellt, die anhand des geleiteten Entdeckens erarbeitet werden können.

Negative Konsequenzen von Selbstkontrollen am Körper

- Durch die angstreduzierende Wirkung wird das Verhalten immer häufiger ausgeführt.
- Angst ist zunehmend schwerer auszuhalten, da immer schneller Selbstkontrollen eingesetzt werden.
- Erhöhte Fokussierung der Aufmerksamkeit auf den Körper.
- Evtl. Irritationen durch Manipulationen (z. B. durch heftiges, häufiges Abtasten).
- Kontrollverhalten kann zeitaufwändig oder hinderlich sein (z. B. Häufigkeit/Dauer des Kontrollierens nimmt zu und behindert andere Aktivitäten).

Kontrollverhalten steigern

Eine Möglichkeit, die Motivation zur Verminderung dieses Kontrollverhaltens zu steigern, ist die vorübergehende paradoxe „Verschreibung“ dieser Verhaltensweisen. Zum Beispiel kann ein Patient gebeten werden, täglich eine Viertelstunde lang seine Haut genau nach Veränderung abzusuchen. Als Folge davon stellt sich eine zunehmende Verunsicherung darüber ein, was normale, länger bestehende Hautflecken sind und was nicht. Die kritische Distanz zu den Selbstkontrollversuchen am Körper wird erhöht.

Hat sich der Patient dazu entschieden, die Selbstkontrollversuche einzustellen, kann bei weniger aufwändigen Verhaltensweisen wie Abtasten/Absuchen erschwerend hinzukommen, dass dieses Verhalten bereits automatisiert ist. In diesen Fällen wird das Verhalten dann trotz festem Vorsatz, es nicht zu tun, ausgeführt. Hier werden Hilfestrategien benötigt, wie z. B. das Führen von Protokollen, in denen notiert wird, wann und unter welchen Umständen das Kontrollverhalten trotz Vorsatz ausgeführt wurde. Unter Umständen können auch enge Bezugspersonen gebeten werden, kurz darauf hinzuweisen, wenn ihnen das Kontrollverhalten auffällt.

Kontrollverhalten kann automatisiert sein

Auch wenn viele Betroffene bei erfolgreicher Einstellung des Kontrollverhaltens zu Beginn einen vorübergehenden Anstieg ihrer Angst oder ihres Bedürfnisses zur Ausübung der Körperüberprüfung erleben, stellt sich bei vielen Patienten im Verlauf doch relativ zügig das Gefühl ein, auf dieses Sicherheitsverhalten verzichten zu können. Parallel dazu ist zu beobachten, dass die krankheitsbezogenen Überzeugungen seltener auftreten. Diese Erfahrungen motivieren die Betroffenen, weiter auf ihr übermäßiges Kontrollverhalten zu verzichten.

Reduktion der Rückversicherung beim Arzt

Fallbeispiel für exzessiv erhöhtes Rückversicherungsbestreben

Frau M. leidet seit 3 Jahren unter Hypochondrie. Zu Beginn der Beschwerden suchte sie eher vereinzelt Ärzte auf (Auftakt war eine notfallmedizinische Situation). Im Verlauf der Zeit bemerkte sie immer weitere körperliche Empfindungen, so dass sie ihre Hausärztin bzw. Fachärzte aufsuchte, welche ihr nach diagnostischer Abklärung versicherten, dass die befürchteten Krankheiten (u. a. Blutkrebs, Tumor, AIDS) nicht vorliegen. Nach den ärztlichen Untersuchungen fühlte sich Frau M. meist eine Weile beruhigt, bis „neue Ängste auftauchten". Zwischenzeitlich häuften sich neben den Körperbeschwerden und Sorgen aber auch die Arztbesuche – in dem halben Jahr vor Beginn der Psychotherapie suchte sie ihre Hausärztin durchschnittlich zwei Mal pro Woche auf. Dies trug zu großen Fehlzeiten am neuen Arbeitsplatz bei, so dass ihr schließlich die Stelle gekündigt wurde.

Der Abbau des Rückversicherungsbestrebens wurde als ein Therapieziel definiert – dazu hatte Frau M. von Anfang an eine grundlegende Bereitschaft, da sie besonders den Verlust der Arbeitsstelle mit den häufigen Arztkontakten in Verbindung brachte.

Die aufrechterhaltende Wirkung der Rückversicherungssuche auf ihre Symptomatik wurde erarbeitet. Als kurzfristige Konsequenzen benannte sie die Abnahme der Angst und der Beschwerden sowie die Zuwendung durch die aufmerksame Hausärztin. Als langfristige Konsequenzen fielen ihr der Verlust der Arbeitsstelle, Hilflosigkeit gegenüber den Beschwerden und Minderwertigkeitsgefühle ein. Es wurden regelmäßige Arzttermine (zu Beginn ein Mal pro Woche) vereinbart und abgesprochen, wie die Patientin in der Zwischenzeit versucht, mit ihren Beschwerden selbst umzugehen. Gerade bei „bekannten" Körperbeschwerden gelang es ihr, die eigenen katastrophisierenden Bewertungen zu hinterfragen und alternative „gutartige" Erklärungen zu entwickeln. Sie machte die Erfahrung, dass die Beschwerden abnahmen, so dass ihr Bedürfnis nach den Arztbesuchen sank.

Im Therapieverlauf kam es jedoch auch zu einem „Wiederaufflammen" der Ängste und Beschwerden, als sie plötzlich Übelkeit und ein Druckgefühl im Unterbauch (für sie „neue" Beschwerden) erlebte und befürchtete, einen Darmdurchbruch zu haben. In dieser Situation war es ihr nicht möglich, die erarbeiteten Bewältigungsstrategien einzusetzen, sondern sie suchte schnellstmöglich einen Notarzt auf. Zwar fühlte sie sich nach dem Besuch beim Notarzt etwas entlastet, jedoch erlebte sie an den folgenden Tagen wieder vielfältige Beschwerden, beschrieb sich als sehr nervös und achtete wieder genau auf jede Körperreaktion. In der Nachbesprechung wurden Auslöser, Konsequenzen und Bewältigungsstrategien erneut rekapituliert.

Arztbesuche sollten zeitkontingent erfolgen

Anders als bei den meisten Selbstkontrollen des Körpers kann auf Arztbesuche natürlich nicht generell verzichtet werden. Deshalb bietet es sich an, dem Patienten die unterschiedliche Wirkung von zeitkontingenter versus angstkontingenter Rückversicherungssuche zu vermitteln. Anschließend sollte gemeinsam mit Patienten sowie hauptbehandelndem Arzt ein sinnvolles Zeitintervall vereinbart werden, in dem der Patient zu Arztbesuchen erscheint. Diese können – in Abhängigkeit von der aktuellen Basisrate – zunächst häufiger als medizinisch sinnvoll vereinbart werden (z. B. alle 3 Monate zur Gynäkologin bei Angst vor Brustkrebs), wenn es gelingt, in Zukunft in festen Zeitabständen anstatt bei einer Angststeigerung zum Arzt zu gehen.

Rückversicherung durch Ärzte hat für einige Patienten im Verlauf der Hypochondrie einen sehr hohen Verstärkerwert, weil diese oft sehr deutliche Angstreduktionen bewirkt. Die Entdeckung negativer Konsequenzen des Rückversicherungsverhaltens braucht deshalb mitunter Zeit und Geduld. Übliche, langfristig negative Konsequenzen von rückversichernden Arztbesuchen sind:

Negative Konsequenzen von rückversichernden Arztbesuchen

- Durch die angstreduzierende Wirkung werden Ärzte immer häufiger aufgesucht.
- Angst wird immer schwerer auszuhalten, da immer schneller ärztliche Rückversicherung eingeholt wird.
- Die Unterscheidungsfähigkeit für harmlose vs. ernsthafte Beschwerden nimmt ab.
- Die Erfahrung, dass sich Beschwerden auch ohne Rückversicherung vermindern, kann nicht gemacht werden.
- Abhängigkeit von den Rückmeldungen des Arztes.
- Je mehr ärztliche Aussagen man bekommt, desto verwirrender oder widersprüchlicher können diese werden.
- Je häufiger diagnostische Untersuchungen durchgeführt werden, desto höher ist das Risiko falsch-positiver Befunde.
- Je häufiger man zum gleichen Arzt geht, desto schneller und weniger sorgfältig wird man untersucht.
- Je häufiger man zum gleichen Arzt geht, desto peinlicher wird es erlebt.
- Arztbesuche sind zeitaufwändig.
- Untersuchungen müssen z. T. selbst finanziert werden.
- Die Themen Körper und Krankheit nehmen zunehmend mehr Raum ein.

In verhaltenstherapeutischen Termini handelt es sich bei der Verminderung von Arztbesuchen um eine Exposition mit Reaktionsverhinderung. Diese birgt jedoch eine besondere Schwierigkeit bei der therapeutischen Umsetzung: Da die Ängste oft plötzlich entstehen, wenn z. B. neue Missempfindungen auftreten oder die Patienten zufällig Krankheitsinformationen (z. B. Zeitung: „Pommes frites sind krebserregend") aufschnappen, können Expositionen mit Reaktionsverhinderung i. d. R. nicht im Vorhinein genau geplant und therapeutisch begleitet werden. Vielmehr ist es abhängig von der Motivation, Nachvollziehbarkeit des therapeutischen Vorgehens und Verfügbarkeit alternativer Bewältigungsstrategien des Patienten, ob es ihm in diesem Moment, in dem Krankheitsängste sich plötzlich steigern, entsprechend seines Vorsatzes gelingt, nicht schnellstmöglich einen Arzt aufzusuchen. Unterstützende Maßnahmen können dabei das Platzieren von Erinnerungssätzen (z. B. als „Bildschirmschoner" auf dem Handy) sowie das Erstellen einer Notfallliste („Was ich alles vorher ausprobieren möchte, bevor ich zum Arzt gehe") sein. Auch kann es sinnvoll sein, mit dem Patienten eine Mindestzeit zu vereinbaren, in der die Angst zunächst ausgehalten und zugelassen werden soll (z. B. eine Stunde), bevor der Arzt konsultiert wird. Oft finden trotz der Vorsätze unerwünschte Arztbesuche statt. In diesen Fällen

Reaktionsverhinderung kann nicht im Voraus geplant und therapeutisch begleitet werden

sollte anschließend wertfrei und ausführlich exploriert werden, ob es sich um langfristig sinnvolles Verhalten gehandelt hat und was, falls nicht, noch hätte unternommen werden können, um den Arztbesuch zu verhindern.

Rückversicherung bei engen Vertrauten

Manche krankheitsängstliche Betroffene suchen die Rückversicherung über die Unbedenklichkeit der Beschwerden nicht oder nicht nur im medizinischen Versorgungssystem, sondern versuchen sich kurzfristig auch durch ihre Sorgenschilderungen bei Partnern oder anderen engen Vertrauten zu entlasten. Zunächst müssen diese Verhaltensweisen in ihrer verstärkenden Funktion transparent gemacht werden, und der Patient sollte sich wiederum entscheiden, ob er in Zukunft auf die Rückversicherung durch den Partner verzichten möchte. Danach kann vorbesprochen werden, wie der Patient dies dem Partner erklärt. Diese Thematik bietet eine gute Gelegenheit für Paargespräche. Dort kann mit den Partnern der Umgang mit exzessiven Rückversicherungswünschen thematisiert werden. Zum Beispiel könnten sich die Partner auf einen bestimmten Satz einigen, der bei Rückversicherungsversuchen geäußert werden soll (z. B. „Mit deinem Therapeuten haben wir besprochen, dass ich jetzt nichts sage"). Wird der Partner einbezogen, bietet es sich zudem an, die Folgen der Krankheitsangst für die Qualität der Partnerschaft zu thematisieren. Viele Partner fühlen sich nicht nur aufgrund solcher Rückversicherungen, sondern auch wegen der Einschränkungen (z. B. keine Auslandsurlaube, weil Arztkonsultationen dort schwierig) frustriert. Gemeinsam können deshalb zu einem fortgeschrittenen Zeitpunkt der Therapie Maßnahmen zur Steigerung der Lebensqualität besprochen werden.

Paargespräche

Qualität der Partnerschaft wird beeinträchtigt

Medienrecherche, insbesondere im Internet

Medienrecherchen sind i. d. R. die am wenigsten aufwändige Möglichkeit zur Einholung von Rückversicherung. Mittlerweile dient das Internet als häufigste Informationsquelle. Jedoch berichten viele Patienten auch, dass sie durch das Internet stärker verunsichert oder verängstigt werden und Rechercheprozesse oft vor Beantwortung der eigentlichen Fragen abgebrochen werden.

Internetrecherchen können verängstigen und verunsichern

Eigenen Untersuchungen zufolge (Bleichhardt & Hiller, 2006) geben hypochondrische Patienten einerseits eine durchschnittlich längere Beschäftigungszeit mit Krankheitsthemen durch Massenmedien an als Gesunde, sie bejahen jedoch auch scheinbar widersprüchlich häufiger eine Vermeidung von krankheitsbezogener Medienrecherche. Auch unterschieden sich krankheitsängstliche Personen durchschnittlich nicht von nicht krankheitsängstlichen in einem Test zu krankheitsbezogenem Wissen (mit Ausnahme einer besseren Kenntnis von Fremdwörtern; Bleichhardt & Hiller, in Vorbereitung). Es lässt sich demnach vermuten, dass Medienrecherchen nicht zu substanziellen Steigerungen des Krankheitswissens von Patienten führen.

Im individuellen Fall ist also zunächst zu klären, in wie fern die intensive mediengestützte Informationssuche oder Vermeidung von krankheitsbezogenen Informationen vorliegen und für das Störungsbild des Patienten relevant sind.

Je nach Art des Vermeidungs- oder Sicherheit suchenden Verhaltens der jeweiligen Patienten sind verschiedene Möglichkeiten des Einbezugs von Medienrecherchen denkbar:

Unterschiedliche therapeutische Umgangsweisen mit der Informationssuche im Internet (und anderen Medienrecherchen)
• Stimuluskontrolle bei Patienten, die Medienrecherche als Sicherheit suchendes Verhalten einsetzen (z. B. durch Anbringen von Hinweisen „Keine Krankheitsrecherchen!“ in Nähe des Bildschirms, Löschen von Lesezeichen). • gezielte, therapeutisch angeleitete Suche nach Krankheitsinformationen (z. B. Darmkrebsrisiko für einen 40-jährigen Mann; Heilungschancen von Brustkrebs; Verlaufsformen von Multipler Sklerose) im Sinne korrigierender Informationen. • Material zur Exposition bei Patienten mit Vermeidung von Krankheitsinformationen (s. Kap. 4.2.2).

4.2.2 Vermeidungsverhalten und Expositionen

Die Angst eines Hypochondriepatienten kann durch internale und externale Reize ausgelöst werden, wie z. B. durch Körperempfindungen, Situationen (oder Tätigkeiten), aber auch durch Vorstellungen, Erinnerungen o. Ä. Entsprechend werden drei verschiedene Typen von Expositionen unterschieden, die bei Hypochondrie zur Anwendung kommen können: Expositionen mit potenziellen Krankheitssymptomen, Expositionen in vivo mit bisher vermiedenen Situationen und Expositionen in sensu mit der schlimmsten Vorstellung.

Allgemein sei darauf hingewiesen, dass Exposition hier weniger streng als Konfrontation mit angstauslösenden Reizen gilt, bei der nicht zwingend eine Habituation erreicht werden muss bzw. kann. Vielmehr wird das primäre Ziel in der Veränderung der krankheitsbezogenen Kognitionen gesehen.

Exposition mit potenziellen Krankheitssymptomen

Bei vielen Personen mit Krankheitsängsten werden diese ausgelöst oder verstärkt durch die Beobachtung bestimmter körperlicher Empfindungen, z. B. Änderungen des Herzschlags, Atemnot, Schmerzen, Taubheitsgefühle,

Schwindel. Daher geht es bei diesen Expositionsübungen darum, mit Angst verbundene körperliche Empfindungen zu provozieren und zu erfahren. In der Regel sind Expositionsübungen zu körperlichen Missempfindungen bereits im Rahmen des kognitiven Schwerpunkts der Therapie als Verhaltensexperimente eingesetzt worden. Die am häufigsten verwendeten Übungen sind die Hyperventilation, starke körperliche Aktivierung (z. B. Rennen) oder Schwindelprovokationen (z. B. Drehstuhl). Die körperlichen Empfindungen können ggf. auch durch Imagination hervorgerufen werden (z. B. Vorstellung einer Episode mit starker Übelkeit). Da die Übungen bestmöglich die Symptome der angenommenen Krankheiten auslösen oder verstärken sollten, ist hier mitunter die Kreativität der Therapeuten und Patienten gefragt. Ein Angsterleben sollte durch Verbalisierung von Kognitionen, Emotionen und körperlichen Empfindungen ermöglicht, kognitive und behaviorale Vermeidung verhindert werden. Wenn der Patient substanzielle Ängste erlebt, ist die Provokationsübung so lange durchzuführen, bis eine Habituation erfolgt. Die Ziele dieser Provokationsübungen werden im folgenden Kasten zusammengefasst.

Hyperventilation zur Provokation von Missempfindungen

Ziele bei Expositionsübungen mit potenziellen Krankheitssymptomen

- *Psychoedukation:* Der Patient lernt, dass die Beschwerden durch die Übung selbst und nicht durch eine bedrohliche Krankheit entstehen.
- *Steigerung des Kontrollempfindens:* Der Patient fühlt sich den körperlichen Missempfindungen weniger hilflos ausgeliefert.
- *Angstprovokation und Umbewertung:* Der Patient lernt, dass ihm trotz starker Missempfindungen nichts Schlimmes passiert.
- *Angstprovokation und Habituation:* Je länger und häufiger die Übung durchgeführt wird, desto weniger Angst ist mit dem Auftreten der körperlichen Symptome verbunden.

Expositionen in vivo

Das Vermeidungsverhalten hypochondrischer Patienten kann unterschiedlichste Formen annehmen. Einige häufige Beispiele sind:

Beispiele für Angst auslösende Situationen

- Krankenhäuser, Friedhöfe
- TV: Gesundheitsreportagen, Arztserien
- Printmedien: Krankheitsinformationen, Todesanzeigen
- Sport, Sauna, Sexualität, etc.
- (Auslands-)Reisen, Ausflüge

Die Durchführung der Expositionen erfolgt dann wie bei Phobien (z. B. Schneider & Margraf, 1998; Hamm, 2006). Eine Angsthierarchie wird festgelegt, dann sollte das Therapierational von Expositionen vermittelt und ein Commitment des Patienten zur Durchführung dieser Übungen eingeholt werden. Einzelne, auf der Angsthierarchie möglichst hoch eingestufte Situationen werden zunächst in therapeutischer Begleitung aufgesucht, wobei eine möglichst intensive Beschäftigung mit der Situation bzw. dem Material (z. B. Betrachten einer Gesundheitsreportage) ohne kognitive Vermeidung stattfinden sollte. Die Übungen werden danach dann so lange auch allein durchgeführt, bis es zu keinem oder nur noch geringem Angsterleben kommt. Ein Beispiel für eine In-vivo-Exposition mit einem krankheitsängstlichen Patienten wird im Folgenden dargestellt:

Fallbeispiel: Exposition in vivo in der Augenklinik

Der 40-jährige Handwerker Herr A. hatte ein Jahr vor Therapiebeginn einen Arbeitsunfall erlitten. Von diesem waren ihm Narben auf der Netzhaut zurückgeblieben, wodurch sein Sehen leichtgradig beeinträchtigt war. Zudem hatte er jedoch die Idee entwickelt, er könne (aufgrund einer nicht diagnostizierten Netzhautablösung) vollständig erblinden. Auf der in fortgeschrittener Therapiephase erstellten Angsthierarchie wurde die Augenklinik des Wohnortes als „Top Item“ genannt.

Das Aufsuchen der Augenklinik wurde geplant, das Expositionsvorgehen kognitiv vorbereitet. In therapeutischer Begleitung wurde die Augenklinik aufgesucht. Dort wurden nacheinander verschiedene Orte aufgesucht (z. B. Wartebereich der Ambulanz, Kaffeeecke einer Station), in den Situationen stieg die Angst kurz bis ca. 70 an, ließ jedoch auch schnell wieder nach. Zu höherem Angsterleben kam es dann aber vor dem Ausgang des Operationssaales, aus dem regelmäßig augenbandagierte Patienten in Betten herausgeschoben wurden. Dies triggerte die Gedanken des Patienten, bald selbst in einem dieser Betten liegen zu können, was mit einem Angstanstieg bis 90, vegetativen Symptomen und Sehstörungen verbunden war. Der Patient wurde gebeten, sich auf diese Empfindungen und Gedanken zu konzentrieren. Der Therapeut ließ den Patienten für zunehmend längere Zeitabschnitte allein. Die Angst des Patienten stieg immer wieder an, sobald ein neuer Patient herausgeschoben wurde, insgesamt flachte die Angstkurve aber langsam ab. Nach fast 1½ Stunden vor dem Operationssaal wurde auch bei neuen Patienten nur noch Angstspitzen von 40 erreicht. Die Übung wurde beendet und nachbesprochen.

Sonderfall: Vermeidung medizinischer Untersuchungen

Eine Besonderheit stellt die Vermeidung von Arztbesuchen bzw. bestimmter medizinischer Untersuchungen dar. Auch wenn Patienten typischerweise zu häufig zum Arzt gehen, um sich rückzuversichern, ist gelegentlich auch das Gegenteil der Fall: Die Patienten vermeiden eine medizinisch indizierte Untersuchung aus Angst, es könnte sich ein pathologischer Befund ergeben. Es wird argumentiert, man lebe lieber mit der Ungewissheit, möglicherweise krank zu sein, als mit der (wenn auch unwahrscheinlichen) Gewissheit, tatsächlich krank zu sein. So kann es sein, dass Ängste davor, HIV positiv zu sein bzw. AIDS zu haben, lange Zeit aufrecht erhalten bleiben, weil die Patienten zu große Angst vor einem HIV-Test haben. Die Exposition besteht in diesem Fall dann in der Terminierung und Durchführung der Untersuchung. Bevor diese durchgeführt werden kann, ist jedoch häufig zunächst Motivationsarbeit zu leisten: Einerseits sollten die negativen Konsequenzen eines „Lebens mit der Ungewissheit" näher gebracht werden, andererseits sollten mögliche kognitive Verzerrungen hinterfragt werden (i. S. v. „Wenn ich krank bin, wäre mein Leben vorbei").

Expositionen in sensu mit den schlimmsten Vorstellungen („Worst Case")

Die meisten Patienten vermeiden eine gedankliche Auseinandersetzung mit den möglichen negativen Konsequenzen einer Erkrankung. Sobald derartige Gedanken auftreten, lenken sie sich ab oder beginnen mit Grübelprozessen, zum Beispiel in Form einer Wahrscheinlichkeitsabwägung. Negative Folge der Vermeidungsstrategie ist, dass die antizipierten Konsequenzen der Krankheit immer bedrohlicher werden. Bei diesen Expositionen in der Vorstellung geht es darum, dass die Patienten ihre Gedanken, sie könnten tatsächlich schwer erkrankt sein, konsequent zu Ende denken. Ein Ziel dieser Konfrontation ist es, dass der Patient die Erfahrung macht, solchen negativen Vorstellungen emotional gewachsen zu sein. Auseinandersetzungen mit den schlimmsten Vorstellungen wirken dem entgegen.

Dem Patienten kann die Worst-Case-Exposition folgendermaßen vermittelt werden:

Beispiel

Th.: Die wirksamste Methode, um Ängste auf lange Sicht zu bewältigen, ist es, ihnen direkt ins Auge zu schauen. Ängste reduzieren sich umso besser, je mehr man ihnen aktiv entgegen geht. Wenn man sich ihnen stellt, bekommt man sie immer mehr unter Kontrolle. Das gilt auch für Krankheitsängste.

Hinter Krankheitsängsten stehen oft verschiedene schlimme Vorstellungen. Einige davon haben mit dem Thema Tod zu tun. Stellt man sich seinen Vorstellungen, ist es nicht das Ziel, sich dabei gut zu fühlen. Vielmehr wird man dabei vermutlich ängstlich oder traurig. Es geht darum, Krankheit und Tod als Teil des Lebens akzeptieren zu lernen, ihnen ruhiger und ohne extreme Ängste begegnen zu können. Man lässt sich von seinen Ängsten dann nicht mehr aus der Bahn werfen.

Vielleicht denken Sie jetzt, dass Sie ja schon oft genug ihre Krankheitsängste erleben. Bisher haben Sie vermutlich meistens versucht, diese so schnell wie möglich wieder loszuwerden, z. B. durch Rückversicherung. Wenn man sich seinen Krankheitsängsten jedoch konsequent stellt, setzt man sich bewusst und ohne Ablenkung seinen Befürchtungen aus. Dadurch kann man lernen, die Gedanken mit der Zeit besser selbst zu kontrollieren. So wird man dann immer weniger auf Rückversicherung angewiesen sein müssen. Wenn Sie dies üben, tun Sie etwas dagegen, plötzlich und schlagartig von Krankheitsängsten überrascht zu werden und sich ihnen hilflos ausgeliefert zu fühlen.

Worst-Case-Expositionen sollten eingehend vorbereitet werden. Nur wenn Patienten einwilligen, sich innerhalb dieser Übungsphase intensiv mit ihren Ängsten (und ggf. anderen negativen Emotionen wie Trauer, Hilflosigkeit) auseinander zu setzen, kann die Übung richtig durchgeführt werden. Anders als bei der kognitiven Therapie der Krankheitsbefürchtungen geht es bei der Worst-Case-Exposition um die Provokation eines intensiven emotionalen Erlebens mit dem Ziel, Habituation zu erreichen und kognitive Vermeidung abzubauen. Es empfiehlt sich, von den Expositionen Audio- oder Videoaufnahmen anzufertigen, mit denen sich die Patienten auch allein wiederholt beschäftigen sollen.

Audio- oder Videoaufzeichnungen von den Expositionen machen

Ein Überblick zum Vorgehen bei der Worst-Case-Exposition findet sich in folgendem Kasten.

Vorgehen bei der Worst-Case-Exposition

Kognitive Vorbereitung:

- Therapeut: Ängste vermindern sich langfristig nur durch genaue Auseinandersetzung/konsequentes Zu-Ende-Denken.
- Therapeut: Innerhalb der Übung werden deshalb stärkere Ängste, evtl. auch andere negative Gefühle, für eine absehbare Dauer im Vordergrund stehen.
- Patient soll entscheiden, ob er einwilligt (evtl. Bedenkzeit).

Vorbereitung der Exposition:

- Festlegen der schlimmsten Befürchtung.
- Therapeut: Kognitive Vermeidung soll verhindert werden; alle Bilder, Gedanken, Gefühle sollen laut geäußert werden.
- Audio-, Videotechnik installieren.

Durchführung der Exposition:

- Therapeut: Einleiten der Vorstellung, beim nächsten Arztbesuch werde mitgeteilt, dass die letzte Untersuchung ergeben habe, die befürchtete Krankheit liege tatsächlich vor.
- Anleitung zum Weiterdenken durch den Patienten.
- Abfragen der Angst (oder eines anderen Begriffes für aversives Erleben) wiederholt während der Übung.
- Einzelne Vorstellungen mit starkem emotionalen Gehalt sollen genau „ausgemalt“, weiter durchdacht werden.
- Wenn möglich: Beendigung der Übung nach Absinken des Angstgefühls.

Nachbesprechung:

- Angstverlauf während der Übung nachverfolgen.
- Aktuelles Befinden des Patienten abfragen.
- Aufgabe für die nächsten Tage festlegen: z. B. Tonaufnahme jeden Tag einmal hören, Gedanken und Gefühle dazu notieren.

Beispiele für konkrete, schlimmste Vorstellungen

Auch wenn viele der schlimmsten Vorstellungen mit dem Thema Tod zusammenhängen, sind es oft ganz unterschiedliche aversive Vorstellungen, die die Patienten beschäftigen. So können Mütter mit jüngeren Kindern zum Beispiel um das Wohlergehen ihrer dann verwaisten Kinder fürchten. Häufig werden Dinge thematisiert, die nicht mehr unternommen werden können, wenn man tot wäre. Zuweilen ist auch der Prozess des Sterbens an sich (z. B. unerträgliche Schmerzen zu erleiden) die Vorstellung mit der höchsten Aversivität.

Gelegentlich bieten diese Kognitionen weiteres therapeutisches Arbeitsmaterial (s. Kasten).

Fallbeispiel zu den Folgen einer Worst-Case-Exposition

Herr D. ist ein 50-jähriger Professor der Chemie. Die Auseinandersetzungen mit den schlimmsten Vorstellungen führten bei ihm zu Bildern davon, wie seine Familie und seine Arbeitskollegen nach seinem Tod recht schnell genauso weitermachen wie bisher. Er formuliert während der Exposition „Wenn ich tot bin, ist es klar, dass ich in meinem Leben versagt habe. Weder habe ich es zu großen Erfolgen in der Chemie gebracht, noch habe ich mich um meine Familie gekümmert.“

Auch wenn dies in der Therapie nicht explizit thematisiert wurde, wurde in der Folge deutlich, dass er sich zunehmend für seinen Sohn zu interessieren begann und Ausflüge mit der Familie plante.

Ausführliche Arbeitsmaterialien zur Auseinandersetzung mit den schlimmsten Vorstellungen bei Krankheitsängstlichen finden sich bei Furer et al.

(2007). Prinzipiell unterscheidet sich das therapeutische Vorgehen zum Zu-Ende-Denken hypochondrischer Sorgen nicht von dem bei der Generalisierten Angststörung. Bei diesem Störungsbild wird es jedoch schon länger und ausführlicher dokumentiert. Bei der Hypochondrie scheuen einige Therapeuten die Durchführung von Worst-Case-Expositionen. Grund dafür ist vermutlich die damit häufig verbundene Auseinandersetzung mit dem Tod, die für jeden Menschen belastend ist: „Der Sonne und dem Tod kann man nicht ins Gesicht blicken" (Francois de la Rochefoucauld, in: Yalom, 2008). Die wenigsten Menschen können vermutlich glaubhaft von sich sagen, sie hätten die Angst vor dem Tod erfolgreich bewältigt. Worst-Case-Expositionen können deshalb (ebenso wie andere, weniger vorhersehbare Therapiesituationen) beim Therapeuten eigene Ängste oder Schwierigkeiten auslösen. Auseinandersetzung mit diesen Themen, ggf. auch im Rahmen von Supervision oder Selbsterfahrung, können bei der Entscheidung für oder gegen diese therapeutische Technik helfen.

Auseinandersetzung mit dem Tod für Patienten und Therapeuten belastend

4.2.3 Lebensqualität

Der Alltag krankheitsängstlicher Patienten ist oft gekennzeichnet von einer erheblichen Einschränkung der Lebensqualität (ständige Krankheitssorgen, Vermeidungsverhalten schränken den Spielraum ein). Bei der beschriebenen Auseinandersetzung mit der schlimmsten Vorstellung passiert es mitunter, dass die Patienten befürchten, Dinge nicht mehr tun zu können, an denen sie gegenwärtig ohnehin bereits durch die Krankheitsangst gehindert werden (z. B. fremde Länder sehen, eine schöne Zeit mit dem Partner verbringen). Eine gute Überleitung von den emotional belastenden Themen der Worst-Case-Konfrontationen ist deshalb die Beschäftigung mit der Lebensqualität. Diese kann wie folgt eingeleitet werden:

Beispiel

Th.: In den letzten Sitzungen haben wir uns mit schlimmen Vorstellungen beschäftigt. Sie haben sich vorgestellt, wie es wäre, wenn Sie ernst krank wären. Wir haben auch daran gearbeitet, dass man sich letztlich nie absolut sicher sein kann, völlig gesund zu sein. Was wir jedoch wissen, ist, dass sie im Moment jedenfalls leben, und auch körperlich nicht (bzw. kaum) eingeschränkt sind. Deshalb möchte ich Sie jetzt einmal bitten zu überlegen, wie Sie ihr restliches Leben noch gestalten möchten. Dabei ist es zunächst ganz egal, ob sie nur noch kurz zu leben hätten oder vielleicht ja doch noch viele, viele Jahre …

Im Anschluss daran können nun kurz-, mittel- und langfristig wirksame Ideen zur Steigerung der Lebensqualität gesammelt werden. Oftmals bestehen diese in der Wiederaufnahme von sozialen Unternehmungen oder anderen Aktivitäten. Gelegentlich werden bei dieser Arbeit Hindernisse aufgedeckt, die zusätzliche aufrechterhaltende Bedingungen der Krankheitsangst waren, z. B. zu wenig positive Erlebnisse innerhalb der Partnerschaft, andere Ängste (z. B. vor dem Alleinsein) oder ein geringes Befriedigungserleben am Arbeitsplatz. Gegebenenfalls müssen diese Hindernisse mittels Problemlösestrategien weiter bearbeitet werden. Ein Nebeneffekt der erfolgreichen Intensivierung der Lebensqualität steigernden Aktivitäten ist es, dass der Beschäftigung mit Krankheitsüberzeugungen und Körpersymptomen weniger Raum gelassen wird.

4.3 Therapieabschluss und Rückfallprophylaxe

Die mögliche Spannbreite der bis Ende einer Therapie erreichbaren Effekte ist groß. Viele Patienten sind am Ende einer Therapie nicht vollständig angst- und beschwerdefrei, jedoch werden von einem guten Teil der Patienten die Diagnosekriterien der Hypochondrie beim Abschluss nicht mehr erfüllt. Das realistische Therapieziel besteht darin, dass die Patienten sich im Stande sehen, Ängste und Beschwerden besser zu bewältigen (s. a. Fallbeispiel). Auf die Reduktion der Körperbeschwerden wird nicht explizit abgezielt. In vielen Fällen kann aber, vermutlich als Begleiterscheinung der Angstreduktion, auch eine Verminderung der Missempfindungen beobachtet werden.

Ziel zu Therapieabschluss ist erfolgreiche Bewältigung der Ängste

Fallbeispiel: vermeintliche Rückschritte/Therapieabschluss

Der 26-jährige Geografie-Student, Herr P., erlebte seit fast einem Jahr verschiedenste Schmerzempfindungen (z. B. linke Seite des Brustkorbs, Magen- und Darm, Leistengegend), aufgrund derer er dann befürchtete, lebensgefährlich erkrankt zu sein (v. a. Thrombose, Herzmuskelentzündung, Krebs).

Im Rahmen der Therapie wurde mit ihm zunächst die somatosensorische Verstärkung erarbeitet. Für Herrn P. war es sehr hilfreich zu erfahren, dass sich grundsätzlich harmlose Beschwerden durch Aufmerksamkeitsfokussierung verstärken können. Er lernte, körperliche Beschwerden durch Hyperventilationsübungen bewusst zu provozieren bzw. zu verstärken und führte diese eine Zeitlang einmal täglich in verschiedenen Situationen durch. Vermeidungs- und Sicherheit suchendes Verhalten (keine Studentenpartys besuchen, Medikamente mitführen, mehrfach täglich Blutdruck und Temperatur messen) wurden kritisch reflektiert und zunehmend eingestellt. Insgesamt gelang es ihm, die Arztbesuche deutlich zu reduzieren. Zweimalig gab er in der Therapie jedoch auch seinem Ärger Ausdruck, aus unnötigen Gründen zum Arzt gegangen zu sein und nicht noch länger abgewartet zu haben.

In den letzten Sitzungen ereigneten sich mehrere medizinische Vorfälle (Knieverletzung, Grippe-Erkrankung, Herzrasen auslösende Medikation, Verdachtsdiagnose Herzmuskelentzündung) innerhalb kurzer Zeitabstände, die zu einem erheblichen Angstanstieg führten. Während er bisher davon sprach, seine Krankheitsängste „jetzt im Griff" zu haben, beschreibt er nun, dass alles fast so schlimm sei wie am Anfang. Der Therapeut bat ihn zu prognostizieren, wie häufig in seinem Leben die o. g. Vorfälle noch einmal in dieser Form zusammentreffen könnten. Herr P. konnte daraus schlussfolgern, dass es sich um eine sehr unwahrscheinliche Verknüpfung von Ereignissen gehandelt hat. Des Weiteren sollte Herr P. abwägen, inwieweit er sich gesundheitsbewusst verhalten oder unnötiges Sicherheit suchendes Verhalten gezeigt hat. Der Patient konnte beurteilen, dass er bei medizinisch notwendigen Anlässen zum Arzt gegangen sei, während er mit übertriebenen Wünschen nach ärztlicher Rückversicherung selbstständig umgehen könne. Die Kognition „Es ist alles (fast) so schlimm wie am Anfang" konnte so erfolgreich relativiert werden.

Da Krankheitsängste im Verlauf der Hypochondrie schwanken, ist es angezeigt, die Patienten auf Rückschritte vorzubereiten. Sinnvoll kann hier die Erstellung einer Liste „Wenn Krankheitsängste schlimmer werden" sein, wie im Folgenden exemplarisch dargestellt wird:

Beispielliste
„Was ich tun kann, wenn Krankheitsängste schlimmer werden"

- Nicht verzagen – bloß weil Ängste jetzt auftreten, müssen sie nicht für immer bleiben.
- Anlass identifizieren (neue Körperbeschwerden?), mögliche alternative Erklärungen entwickeln.
- Medizinische Notwendigkeit eines Arztbesuches kritisch abwägen.
- Mein Verhalten dadurch nicht einschränken lassen: Raum für Ablenkung/Ausgleichserlebnisse bewahren, kein Vermeidungsverhalten.

4.4 Probleme bei der Durchführung

4.4.1 Häufig wechselnde Symptome und Befürchtungen

Bei einigen Patienten kommt ein häufiges Wechseln von körperlichen Beschwerden und dazugehörigen Befürchtungen vor. Befürchtungen treten für wenige Tage bis Wochen auf und verschwinden nach ärztlicher Rückversicherung oder Reduktion der Missempfindungen. Für die kognitive Therapie kann das bedeuten, dass die Arbeit an einer konkreten Krankheitsüberzeugung länger andauert als die Überzeugung selbst. Deshalb bietet es sich danach an, die Probleme auf einer Metaebene zu behandeln.

Befürchtungen auf Metaebene behandeln

Beispiel

Pat.: Seit ein paar Tagen habe ich so ein Druckgefühl hier oben (zeigt auf die Brustregion). Und jetzt gehen die Sorgen wieder los.

Th.: Wie lautet Ihre Sorge?

Pat.: Es könnte etwas mit meinem Herzen sein. Vielleicht bekomme ich ja doch noch irgendwann einen Herzinfarkt.

Th.: Sie machen sich Sorgen, dass Ihr Herz krank sein könnte. Wissen Sie noch, worüber wir letzte Woche gesprochen haben?

Pat.: Ja, da haben wir über meine Angst vor Hodenkrebs gesprochen.

Th.: Was ist denn mit dieser Sorge passiert?

Pat.: Die ist jetzt weg, ich habe ja keine Schmerzen mehr in den Hoden.

Th.: Und weil Sie keine Schmerzen mehr haben, machen Sie sich darüber auch keine Sorgen mehr?

Pat.: Ich mache mir Sorgen um mein Herz.

Th.: Lassen Sie uns versuchen, einmal auf einer allgemeineren Ebene über Ihre Sorgen zu sprechen. Was ist denn Ihren Sorgen über Herz, Hoden und – wie davor – Darm gemeinsam?

(Es werden Gemeinsamkeiten gesammelt, z. B.:)
- Bei allen Krankheiten befürchtet der Patient einen baldigen Tod.
- Alle Befürchtungen sind auch wieder zurückgegangen.
- Arztbesuche haben die Befürchtungen reduziert, es sind jedoch stets wieder neue aufgetreten.

Spezielle Interventionen bei wechselnden Befürchtungen

Nachdem, wie in obigem Therapiedialog, Gesundheitssorgen auf einer Meta-Ebene thematisiert worden sind, folgern daraus verschiedene Interventionen:
- Auseinandersetzung mit den schlimmsten Befürchtungen, die oft trotz wechselnder Krankheitsängste die gleichen sind (s. Kap. 4.2.2).
- Argumente gegen Krankheitsideen: Wenn Krankheitssorgen immer wieder zurückgehen, spricht dies dafür, dass kognitive Prozesse einen erheblichen Einfluss haben und der Körper im Großen und Ganzen recht gesund ist (s. Kap. 4.1.2).

- Verminderung Sicherheit suchenden Verhaltens: Arztbesuche reduzieren die Angst der einen Krankheit, die dann jedoch abgelöst wird von der Angst vor einer anderen Krankheit, sind also keine sinnvolle Strategie (s. Kap. 4.2.1).

Unterscheidung von medizinisch indizierten und rückversichernden Arztbesuchen schwer

Eine Schwierigkeit stellt bei wechselnden Beschwerden oft die Entscheidung dar, wann ein Aufschieben bzw. Verzicht auf einen Arztbesuch gesundheitsgefährdend oder nur angstreduzierend wäre. Für Therapeuten gilt hier, die Verantwortung an den Patienten zurückzugeben. Den Patienten kann vermittelt werden, dass in diesem Fall zwei wichtige therapeutische Regeln kollidieren: Einerseits gilt: „Neue Beschwerden sollten abgeklärt werden", andererseits jedoch auch „Ärztliche Rückversicherung sollte vermieden werden." Im Zweifelsfall sollte man sich natürlich gegen ein medizinisches Risiko und für eine Arztkonsultation entscheiden. Wichtig ist vor allem, solche Arztkonsultationen im Nachhinein zu evaluieren und ggf. daraus weitere Entscheidungsregeln zum Thema Arztbesuche abzuleiten.

4.4.2 Psychotherapie als Gesundheitsrisiko?

Risiko extrem gering

In Therapeutenkreisen machen zuweilen Geschichten die Runde, dass Patienten tatsächlich an Krankheiten verstarben, die sie vorher schon immer befürchtet hatten. Bisherige Forschung und klinische Erfahrungen zeigen jedoch, dass diese Fälle extrem selten sind. Vermutlich kommt es aber zu einer Überschätzung der Wahrscheinlichkeit aufgrund der hohen Bedrohlichkeit der Information. Dieser Mechanismus kann für Patienten genauso gelten wie für Psychotherapeuten. Auch wenn zum einen das Risiko extrem gering ist, zum anderen der Therapeut seinem Patienten ja auch nicht die Verantwortlichkeit für Arztbesuche abnehmen sollte, könnte bei extremer Sichtweise durch Psychotherapie eine schwere Krankheit später erkannt werden als bei Beibehaltung des Rückversicherungsverhaltens.

Um sich mit seiner eigenen Unsicherheit auseinander zu setzen, sind für den Therapeuten ganz ähnliche Strategien hilfreich wie für seinen Patienten:

- Einschätzung der Wahrscheinlichkeit, dass eine ernsthafte Krankheit aufgrund der Psychotherapie nicht behandelt wird.
- Abwägen der Vor- und Nachteile, die die Psychotherapie für den Patienten hat.
- Akzeptanz der Tatsache, dass es keine absolute Sicherheit gibt.

Vergleich mit ärztlichen Kollegen

Unter Umständen hilft auch der Vergleich mit unseren ärztlichen Kollegen, von denen viel mehr Verantwortung für die Gesundheit ihrer Patienten gefordert wird, wenn sie abwägen müssen, ob eine Intervention (z. B. operative Entfernung von Organen) genügend Nutzen und Erfolgswahrscheinlichkeit erbringt, dass sie Nebenwirkungen und Risiken rechtfertigt.

4.4.3 Rückversicherung durch Therapie und Therapeuten

Die Bereitstellung von harmlosen Erklärungsmöglichkeiten für körperliche Missempfindungen ist ein wichtiger Bestandteil der Psychotherapie von Krankheitsangst. Dem entsprechend haben diese Erklärungen einen beruhigenden, angstreduzierenden Effekt. Eine wichtige Aufgabe für die Psychotherapeuten ist es zuweilen, wachsam zwischen der Vermittlung neuer, angstreduzierender Informationen und der Wiederholung derselben zum Zweck der Rückversicherung zu unterscheiden. Fühlt man sich als Therapeut also veranlasst, Informationen zu vermitteln, die der Patient eigentlich schon haben könnte, soll dieser zunächst gebeten werden, sich versuchsweise seine Frage selbst zu beantworten. Stellt sich dadurch ein Wissensdefizit heraus, ist die Wiederholung von Information angezeigt. Andernfalls bietet sich die Thematisierung der Rückversicherung beim Therapeuten an (s. Therapiedialog). Ist einmal die Parallele zu den anderen Sicherheit suchenden Verhaltensweisen gezogen, kann wie in Kapitel 4.2 beschrieben vorgegangen werden. Als Intervention kann dann eine Vereinbarung zwischen Therapeut und Patient getroffen werden, dass der Therapeut gar nicht mehr auf Äußerungen des Patienten reagiert, wenn er vermutet, dass der Patient bei ihm Rückversicherung einholen will.

Unterscheidung von Wissensdefizit und Suche nach Rückversicherung

Beispiel

Th.: Mir fällt auf, dass Sie mir bisher in jeder Therapiestunde genau geschildert haben, wie sich Ihre körperlichen Beschwerden in der letzten Woche entwickelt haben. Ich vermute, das ist Ihnen sehr wichtig?

Pat.: Sie müssen doch wissen, was mit mir passiert.

Th.: Wie wird es denn dann weitergehen, wenn wir die Therapie beenden?

Pat.: Das wird dann schon schwierig. Vielleicht bekomme ich dann wieder mehr Angst.

Th.: Das heißt, wenn Sie mir über Ihre Beschwerden erzählen, nimmt Ihre Angst ab? Haben Sie eine Idee, warum das so sein könnte?

Pat.: Ich denke mir, wenn Sie sich das alles so ruhig anhören, dann kann es ja nicht so schlimm mit mir stehen. Sonst würden Sie mich ja sofort zum Arzt schicken.

Th.: Hm, ich frage mich, ob das Erzählen über Ihre Beschwerden dann vielleicht auch eine Form von Sicherheit suchendem Verhalten ist …

4.5 Pharmakotherapie

Die Befundlage zur Pharmakotherapie der Hypochondrie ist bescheiden. Gegenwärtig sind drei kontrollierte Studien, ansonsten nur eine Reihe von Untersuchungen ohne Kontrollgruppen sowie Kasuistiken bekannt. In den meisten Fällen kamen selektive Serotonin-Wiederaufnahmehemmer (SSRI) zur Anwendung.

Selektive Serotonin-Wiederaufnahmehemmer

Für Fluoxetin liegen zwei Placebo-kontrollierte Doppelblindstudien vor (Fallon et al., 2008; Fallon et al., 1996). In der größeren der beiden Studien erhielten 45 Patienten mit Hypochondrie über 24 Wochen Medikation oder Placebo. Blind durchgeführte Beurteilungen des Therapieerfolgs ergaben etwa doppelt so viele Therapieerfolge für die Fluoxetin-Gruppe (54 % vs. 24 %). Jedoch schränken mehrere Aspekte die Aussagekraft dieser Studie ein. Zum einen fanden sich in verschiedenen Selbstbeurteilungsinstrumenten keine signifikanten Unterschiede zwischen den Behandlungsgruppen. Zum zweiten können keine Aussagen darüber gemacht werden, wie sich die Symptomatik nach Absetzen der Medikation weiterentwickelte. Schließlich musste in der Studie eine erhebliche Anzahl an Drop-Outs verzeichnet werden (insgesamt nur 29 % Completer in 24 Wochen; 42 % in der Fluoxetin-, 19 % in der Placebo-Bedingung). Eine ältere, kleinere Doppelblindstudie der gleichen Arbeitsgruppe (Fallon et al., 1996) zeigte ähnliche Ergebnisse.

Vergleichsstudie von KVT und SSRI

In einer niederländischen Untersuchung zum Vergleich von Pharmako- und Psychotherapie wurden 112 Patienten mit der Primärdiagnose Hypochondrie randomisiert einer kognitiven Verhaltenstherapie, einer Behandlung mit dem SSRI Paroxetin sowie mit Placebo zugewiesen (Greeven et al., 2007). Zum Ende der Behandlungsphase erwiesen sich Psycho- und Pharmakotherapie als vergleichbar erfolgreich, beide waren der Placebo-Behandlung deutlich überlegen. Die Anzahl der Responder unterschied sich jedoch mit 45 % bei KVT, 30 % bei Paroxetin und 14 % in der Placebogruppe (nur KVT signifikant höher als Placebo; Effekt zeigt sich nur bei Intention-to-Treat-Analyse). Auch in dieser Studie wurden 27 % Drop-Outs verzeichnet, die sich gleich über die Gruppen verteilten. Eine Katamnese wurde leider nicht durchgeführt.

Stabilität der Therapieerfolge nach Absetzen der Medikamente unbekannt

Der gegenwärtige Stand zur Pharmakotherapie lässt sich also folgendermaßen zusammenfassen: Drei Placebo-kontrollierte Studien belegen die Wirkung von SSRI auf die Reduktion der hypochondrischen Symptomatik. Eine Untersuchung zeigt, dass der Erfolg mit dem der kognitiven Verhaltenstherapie innerhalb der Medikations- bzw. Therapiephase vergleichbar ist. Alle Studien haben erhebliche Drop-Out-Raten zu verzeichnen. Über die Aufrechterhaltung der Therapieerfolge nach Absetzen der Medikation liegen bisher keine Befunde vor.

4.6 Effektivität und Prognose

4.6.1 Psychoedukation

Psychoedukation mit Aufklärung über das Störungsbild, die Bedingungsfaktoren der körperlichen Symptomentstehung und -intensivierung sowie der Krankheitsängste ist ein fester Bestandteil aller kognitiv-verhaltenstherapeutischen Therapiekonzepte bei Hypochondrie. Zusätzlich wird die Psychoedukation als eigenständige Methode vorgeschlagen und evaluiert. Ein Beispiel dafür ist das Gruppenprogramm „Coping with health anxiety" von Bouman und Kollegen (Bouman, 2002; Bouman & Buwalda, 2008). Mittels Vortrag, Demonstration, kurzen Übungen und Diskussion wird die Rolle kognitiv-perzeptueller, affektiver, physiologischer und verhaltensbezogener Einflussfaktoren auf die Symptomatik erarbeitet. Vorgesehen sind dafür sechs zweistündige Gruppensitzungen. Die Themen sind abgeleitet aus dem Störungsmodell von Warwick und Salkovskis (1990) und betreffen (1) Das Störungsbild der Hypochondrie, (2) Die Rolle der Gedanken (v. a. katastrophisierenden Fehlinterpretationen), (3) Aufmerksamkeit und Krankheitsangst, (4) Sicherheitsverhalten und Krankheitsangst, (5) Stress und körperliche Beschwerden, (6) den „eigenen Teufelskreis" zu individuellen Bedingungsfaktoren.

Die Evaluation in einer randomisiert-kontrollierten Studie zeigte, dass innerhalb einer Wartekontrollgruppe keine positiven Veränderungen auftraten, während die Psychoedukationsgruppe eine signifikante Abnahme der hypochondrischen Symptomatik, hypochondriespezifischer Metakognitionen, Depressivität und Ängstlichkeit zeigte (Buwalda et al., 2008). Nach sechs Monaten ergaben sich weitere symptomatische Verbesserungen. Einschränkend muss jedoch erwähnt werden, dass es nicht eindeutig möglich ist, die positiven Effekte kausal auf die Edukation zurückzuführen, da die Patienten der Warteliste in die Psychoedukations-Bedingung überführt wurden, und die Interventionseffekte für die Gesamtgruppe (N = 35) analysiert wurden. In einer weiteren Studie der gleichen Arbeitsgruppe (Buwalda et al., 2006) wurde die Wirkung des Programms „Coping with health anxiety" (N = 25) mit der einer auf allgemeiner Problemlösung basierenden Psychoedukation verglichen (N = 23). Beide Psychoedukationen wiesen Verbesserungen auf, ohne dass sich die Effekte zwischen den Gruppen in den Katamnesen nach vier Wochen und sechs Monaten noch unterschieden. Anzumerken ist, dass hier die Stichprobengröße mit einer fraglichen Power einhergeht, um überhaupt Unterschiede zwischen zwei aktiven Behandlungsbedingungen nachweisen zu können.

Solche als Gruppenangebot durchgeführten Psychoedukationen stellen ökonomische, niederschwellige Maßnahmen dar. Die ersten Ergebnisse sind viel versprechend. Für eine endgültige Beurteilung ihrer Wirksamkeit sind aber weitere Evaluationen notwendig.

4.6.2 Kognitive Verhaltenstherapie

Verschiedene Therapieprogramme wurden für die Behandlung der Hypochondrie vorgeschlagen, welche aufgrund der angenommenen Störungstheorien, Zielsetzungen und Interventionselemente große Ähnlichkeiten aufweisen und der kognitiven Verhaltenstherapie zugeordnet werden können. Dazu zählen: die „erklärende Therapie" von Kellner (1979; 1982; engl. explanatory therapy), Verhaltenstherapie mit Exposition und Reaktionsverhinderung, Kognitive Therapie, Behaviorales Stressmanagement und die Kombination aus Kognitiver und Verhaltenstherapie. Zu allen Programmen gehört eine vergleichbare therapeutische Grundhaltung mit Empathie, Bestätigung des Patienten hinsichtlich der Glaubwürdigkeit seiner Beschwerden und Interventionen zum Aufbau einer Veränderungsmotivation. Des Weiteren findet in allen Programmen eine Aufklärung über die Bedingungsfaktoren der körperlichen Symptomentstehung sowie der Krankheitsängste und eine Anleitung zur Selbstbeobachtung statt. Weitere kognitive oder behaviorale Elemente werden in unterschiedlicher Intensität in den Programmen eingesetzt.

Cochrane-Review zur Psychotherapie bei Hypochondrie

Eine Übersicht zum gegenwärtigen Stand der nachgewiesenen Wirksamkeit von Psychotherapie bei Hypochondrie geben Thomson und Page (2007) im Rahmen eines aktuellen Cochrane-Reviews. Aufgenommen wurden sechs randomisiert-kontrollierte Studien aus der Gruppe der kognitiven Verhaltenstherapien mit insgesamt 440 Patienten. Zur interpersonellen Psychotherapie, kurzen psychodynamischen Therapie oder anderen Psychotherapien lag keine Studie vor bzw. genügte keine den Einschlusskriterien. Verglichen wurde die Psychotherapie mit Wartekontrollbedingungen bzw. standardmedizinischer Versorgung (Barsky & Ahern, 2004; Clark et al., 1998; Fava et al., 2000; Visser & Bouman, 2001; Warwick et al., 1996) oder Medikamentenplacebo (Greeven et al., 2007). Die Therapien fanden durchweg im Rahmen von ambulanten Einzelsitzungen statt und erstreckten sich mit sechs bis neunzehn Sitzungen über eine Dauer von sechs Wochen bis zu vier Monaten.

Ermittelt wurden standardisierte mittlere Differenzen (SMD) zwischen Psychotherapie- und Kontrollgruppen, welche zu Therapieabschluss wie folgt ausfielen: für die Verbesserung der hypochondrischen Symptomatik SMD = –.86 mit 95 %-Konfidenzintervall (KI) [–1.25; –0.46], der depressiven Symptomatik SMD = .78 mit 95 %-KI [–1.31; –0.24], der Ängstlichkeit SMD = –0.96 mit 95 %-KI [–1.64; –0.27], der körperlichen Symptomatik SMD = –0.41 mit 95 %-KI [–0.69; –0.13]. Dies zeigt, dass signifikante, positive Wirkungen der untersuchten Therapien nachweisbar sind. Die Effekte waren jedoch überwiegend inkonsistent, welches sich in der Bandbreite von kleinen bis großen Effekten (unter Betrachtung der o. g. Konfidenzintervalle) widerspiegelt. Ein Ergebnis aus den anschließenden Subgruppenanalysen der Autoren ist, dass eine größere Wirkung bei höherer Therapiezeit verzeichnet wurde (> 10 Std. vs. < 10 Std.).

Größere Therapiewirkung bei Therapiezeit über 10 Stunden

Fast alle Studien zeigen darüber hinaus eine vollständige oder weitgehende Aufrechterhaltung der Therapieeffekte in den Nachbefragungen drei bis 12 Monate nach Therapieabschluss. Hervorzuheben ist die Studie von Barsky und Ahern (2004), die als einzige noch nach zwölf Monaten den direkten Vergleich von Therapie mit standardmedizinischer Versorgung erlaubt – und sie zeigt in allen Ergebnisbereichen die Überlegenheit der kognitiven Verhaltenstherapie in Kombination mit einem Beratungsbrief an den behandelnden Arzt.

Zusammenfassung

Zusammenfassung der Wirkung kognitiver Verhaltenstherapie

- Verbesserung der hypochondrischen Kernsymptomatik (z. B. Krankheitsangst, Häufigkeit hypochondrischer Kognitionen, somatosensorische Verstärkung).
- Abnahme allgemeiner Ängstlichkeit.
- Abnahme depressiver Symptomatik.
- Abnahme der körperlichen Symptomatik.
- Aufrechterhaltung der Therapieeffekte 3 bis 12 Monate nach Therapie.

Es zeigt sich also ein relativ breites Wirkspektrum der Psychotherapien bei Hypochondrie. Einschränkend sei erwähnt, dass ihre Wirkung auf das Funktionsniveau bzw. Krankheitsfolgen selten untersucht wurde. Erste Hinweise liegen dafür vor, dass sich die Verrichtung von Alltagstätigkeiten sowie sozialer Aktivitäten verbessert (Barsky & Ahern, 2004) und die Anzahl der Arztbesuche und der Labortests abnimmt (Fava et al., 2000). Zuverlässige Angaben zur Remissionswahrscheinlichkeit in der Folge der Therapie lassen sich nach dem gegenwärtigen Kenntnisstand nicht machen. Je ausgeprägter die hypochondrische Symptomatik zu Beginn der Therapie ist, um so größer scheint – nach gegenwärtiger Befundlage – auch noch die Residualsymptomatik zu sein (Buwalda & Bouman, 2008; Hiller et al., 2002)

Nach den Ergebnissen von Thomson und Page (2007) kann man zusammenfassend den Schluss ziehen, dass kognitive Therapie, Verhaltenstherapie, kognitive Verhaltenstherapie und behaviorales Stressmanagement effektive Maßnahmen in der Therapie der Hypochondrie darstellen.

Bisher keine Aussagen zur Spezifität der Effekte möglich

Aussagen zur *Spezifität* der Therapieeffekte sind dagegen empirisch noch nicht abzusichern. Vergleichende Therapiestudien liegen kaum vor. Die wenigen Studien, in denen zwei aktive Therapieformen miteinander verglichen werden – Vergleich von primär kognitiver Therapie vs. Expositionstherapie mit Reaktionsverhinderung (Visser & Bouman, 2001) bzw. von kognitiver

Therapie versus behaviorales Stressmanagement (Clark et al., 1998) – weisen keine systematischen Wirksamkeitsunterschiede auf. Der Vergleich mit Psychotherapien, welche nicht dem Formenkreis der kognitiven Verhaltenstherapie zuzuordnen sind, fehlt völlig. Es sind weiterhin aussagekräftige Therapievergleichsstudien nötig, um die Spezifität der Therapien beurteilen zu können.

Wichtig ist, dass sich die Therapie auch in der therapeutischen Routineversorgung bewährt. Beobachtet wurde, dass die kognitiv-behavioralen Behandlungskonzepte in eine klinische Versorgungseinrichtung übertragbar waren und mit ähnlich positiven Effekten auf die hypochondrische Symptomatik wie unter sehr kontrollierten Studienbedingungen einherging (Wattar et al., 2005).

In einer Studie aus Deutschland (Bleichhardt et al., 2005) erwies sich das kognitiv-behaviorale Behandlungsprogramm auch im stationären Setting als erfolgreich. Hier wurden Hypochondrie-Patienten einer psychosomatischen Fachklinik mit und ohne komorbides Somatisierungssyndrom verglichen. In der 1-Jahres-Katamnese zeigen sich für beide Behandlungsgruppen etwa vergleichbare Erfolge in der Reduktion störungsspezifischer Kognitionen. Die Zahl der Arztbesuche der hypochondrischen Untersuchungsgruppe verminderte sich im 1-Jahres-Zeitraum um 57 %.

4.7 Varianten zur Methode: Krankheitsangst bei diagnostizierten ernsthaften Erkrankungen

Die bisherigen Ausführungen beziehen sich auf hypochondrische Überzeugungen und Ängste von Personen, welche die befürchtete Krankheit aller Wahrscheinlichkeit nach *nicht* aufweisen. Intensive Krankheitsängste können jedoch auch dann auftreten, wenn eine schwere, unter Umständen lebensbedrohliche Krankheit besteht oder bestand. Es kann unterschieden werden, ob es sich bei der Angst einer körperlich erkrankten Person um eine allgemeine Angstreaktion oder um hypochondrische bzw. stark ausgeprägte Krankheitsangst handelt (im engl. Differenzierung von „general anxiety" versus „health anxiety"). Sowohl die allgemeine Angstreaktion als auch die Krankheitsangst können mit einer Reihe körperlicher Symptome einhergehen; jedoch wird die Krankheitsangst durch spezifische Bewertungen, Sorgen und Verhaltensweisen gekennzeichnet. Dazu wird gezählt (nach Stark et al., 2004):

General anxiety versus health anxiety

- Die Tendenz, alltägliche bzw. allgemeine Körperempfindungen als Anzeichen einer schweren Krankheit zu interpretieren.
- Intrusives Sorgen über die Gesundheit bzw. intensive Beschäftigung mit dem Thema Krankheit, so dass dabei andere Aktivitäten behindert werden.

- Die Auslösung von Angst vor schweren Krankheiten durch zum Beispiel äußere krankheitsbezogene Ereignisse, wie die Schilderung von Krankheitserfahrungen anderer Personen.
- Im Verhalten durch starkes Bestreben durch Arztkonsultationen oder über Angehörige und Freunde, Rückversicherung zu erlangen.

Insgesamt wurde das Phänomen der übermäßigen Krankheitsangst bei somatisch Erkrankten relativ selten systematisch untersucht. Es ist jedoch plausibel anzunehmen, dass bei sehr unterschiedlichen körperlichen Erkrankungen hypochondrische Krankheitsangst bei einem Teil der Betroffenen ein relevantes Problem darstellt. Beobachtet wurde beispielsweise, dass klinisch relevante Krankheitsängste bei ca. 30 % der Krebspatienten (Untersuchungen an Patienten mit Brustkrebs bzw. Hodenkrebs; Grassi et al., 2004; Stark et al., 2004) und bei ca. 25 % der Patienten mit multipler Sklerose vorliegen (Kehler & Hadjistavropoulos, 2009).

Zur Beurteilung, ob Krankheitsängste bei körperlich Erkrankten einer eigenständigen Behandlung bedürfen, ist zu prüfen, ob die Ängste zu einer (eigenständigen) Beeinträchtigung der Person beitragen. In diesen Fällen können die grundlegenden therapeutischen Methoden der Hypochondrie-Therapie Anwendung finden. Ein Unterschied zwischen Hypochondrie und klinisch relevanter Krankheitsangst bei körperlichen Krankheiten liegt darin, dass bei der Hypochondrie keine medizinischen Hinweise für die befürchtete Krankheit vorliegen – und eine medizinische Behandlung im engeren Sinne nicht indiziert ist. In der Therapie starker Krankheitsängste bei Vorliegen einer körperlichen Krankheit sollte folgenden Umständen Rechnung getragen werden:

- Die Krankheitsängste bzw. -überzeugungen haben ihre Grundlage in krankheitsspezifischen Vorerfahrungen. Die Wahrscheinlichkeit für das Zutreffen der Kognitionen ist deshalb oft deutlich höher als bei Patienten mit Hypochondrie. So kann z. B. tatsächlich ein realistisches Risiko für eine Wiedererkrankung bestehen (z. B. nach Krebs).
- Aufgrund der Grunderkrankung kann die Notwendigkeit zu einem Mindestmaß an medizinischen Konsultationen und Maßnahmen bestehen (z. B. regelmäßiger Nachkontrollen)
- Die ärztliche Rückversicherung ist ein typischer Bestandteil der Routine-Nachversorgung.

Bei körperlich Erkrankten können die gleichen Strategien verwendet werden

Die wesentlichen therapeutischen Methoden weichen jedoch nicht qualitativ von denen der Hypochondrie ab – die Unterschiede sind eher graduell. Ein Fallbeispiel soll dies veranschaulichen.

Fallbeispiel: Frau P.

Bei der 38-jährigen Frau P. wurde vor vier Jahren Brustkrebs diagnostiziert, worauf hin die Behandlung mit Brust-Resektion, Chemotherapie und die Wiederherstellungsoperation bei gutem Verlauf stattfanden. Unmittelbar nach dem letzten Eingriff erlebte Frau P. eine Panikattacke, welche sie auf die ärztliche Anmerkung „es ist alles gut verlaufen, aber man kann sich nie sicher sein, da Krebs metastasieren und wieder kommen kann“ zurückführt. Seitdem neigte sie zur Interpretation von normalen körperlichen Symptomen als Anzeichen einer erneuten Krebserkrankung, während die Befunde im Rahmen der regulären Nachsorge unauffällig waren. Innerhalb weniger Monate entwickelte Frau P. ein ausgeprägtes Sicherheitsverhalten: Nahezu täglich tastete sie ihren Körper, v. a. ihre Brust und Lymphknoten, nach Knötchen ab; nicht selten konnte dies eine Stunde dauern. Bereits bei Kribbelgefühlen oder bei Sichtung eines blauen Flecks fühlte sie sich alarmiert und suchte über Rückfragen an ihren Partner oder Arztbesuche Beruhigung zu erlangen. Von Therapiebeginn an war Frau P. offen und motiviert, da sie selbst ihre Reaktionen als übertrieben erlebte und ihre Angst selbst in „den Griff bekommen wollte“. In der Therapie wurden zwei Schwerpunkte gesetzt:

- Anwendung kognitiver Strategien zur Hinterfragung der Kernkognition „Jetzt habe ich wieder Krebs“.
- Reaktionsverhinderung von übermäßigem Checking und Rückversicherungsverhalten.

Aufgrund der Vorerkrankung wurde hier vereinbart, die Häufigkeit und Dauer der Körperkontrollen gegenüber der Ausgangsbasis deutlich zu verringern (Tastkontrolle einmal wöchentlich über 10 Minuten). Bei beunruhigenden Beobachtungen im Zusammenhang mit der Überzeugung, ein Rezidiv zu haben, sollte Frau P. anstatt sofortiger Arztkonsultation zunächst versuchen, eigenständig den Verlauf der Symptome zu beobachten und alternative Erklärungen gegenüber der Krankheitsbefürchtung abzuwägen. Ihre medizinisch notwendigen Nachsorgeuntersuchungen wurden beibehalten.

Gegen Ende der 20 Therapiesitzungen traten die Krankheitsbefürchtungen seltener auf – und wenn sie auftraten, führten sie nicht mehr zu unkontrollierbaren Angstreaktionen und automatisiertem Rückversicherungsverhalten. Zugleich verbesserte sich ihre Akzeptanz des (Wieder-)Erkrankungsrisikos sowie der eigenen Angstreaktion.

Die Stabilität der eigenen Bewältigungsstrategien wurde ersichtlich bei einer Routinenachkontrolle: Ultraschall und Mammographie wiesen auf eine anormale Veränderung in der (bislang gesunden) Brust, so dass eine Gewebeprobe entnommen wurde. In der einwöchigen Wartezeit vor Erhalt des (gutartigen) Befunds erlebte sie starke Angst vor einem Rezidiv. Zugleich gelang es ihr, vorherrschende katastrophisierende Kognitionen zu identifizieren und abzuwägen, nicht in Grübelprozesse zu verfallen, sondern berufliche und soziale Aktivitäten weitgehend aufrechtzuerhalten, so dass sie schließlich stolz war, mit ihrer Angst gut eigenständig umgehen zu können.

Krankheitsängste können noch einmal eine besondere Form annehmen, wenn die organische Grunderkrankung mit einem hohen Risiko für Rezidive oder Mortalität einhergeht. Neben den im Buch dargestellten therapeutischen Techniken stellt dann zusätzlich die Akzeptanz der Erkrankung und ihrer Implikationen einen wichtigen Baustein dar. Ein Patient mit einer koronaren Herzerkrankung und mehreren Herzinfarkten in der Vorgeschichte hat zwangsläufig krankheitsbezogene Ängste davor, einen weiteren Infarkt zu erleiden, der tödlich enden könnte. Besteht eine hohe Wahrscheinlichkeit, dass den Betroffenen nur noch sehr begrenzte Lebenszeit zur Verfügung steht, bedeutet dies sowohl für Patienten als auch für Therapeuten i. d. R. eine erhebliche emotionale Belastung. Einen hilfreichen Ansatz zum Umgang mit unheilbaren Krankheiten bietet die sogenannte kognitive Bewältigungstherapie von Sharoff (2007). Der Autor postulierte fünf Anpassungsphasen an unheilbare Krankheiten, die in Tabelle 6 zusammen mit den jeweils indizierten kognitiv-behavioralen Techniken vorgestellt werden.

Akzeptanz von Krankheiten

Kognitive Bewältigungstherapie von Sharoff

Tabelle 6: Anpassungsphasen und therapeutische Techniken für Patienten mit unheilbaren Krankheiten (nach Sharoff, 2007)

Anpassungsphasen	Merkmale	Therapeutische Techniken
1. Kritische Phase	Konfrontation mit Defiziten, Verunsicherung, Kontrollverlust, „zerstörte Träume“	– Assimilation des Leidens – Umgang mit Beschwerden und Frustration – Mit der eigenen Identität zurechtkommen – Selbstbestätigungstraining
2. Postkritische Phase	Stabilisierung, Krisensituation legt sich	
3. Entfremdungsphase	Entfremdung vom Körper, von nahestehenden Menschen; Verbitterung	– Ertragen von Unsicherheit – Training zur Aufgabe von Verbitterung – Anpassung an den Körper, Neutralisierung von Entstellungen
4. Konsolidierungsphase	Gesteigertes Kontrollerleben, Vertrauen in Körper steigt wieder, Hassgefühl auf Krankheit nimmt ab, Verbesserung der Beziehungen zu Mitmenschen	– Sinnfindung im neuen, veränderten Leben – Umgang mit Einschränkungen
5. Phase der Synthese	Einheit der alten und neuen Ziele und Wertvorstellungen, Einklang von Interesse und Einschränkung	

5 Weiterführende Literatur

Abramowitz, J. S. & Braddock, A. E. (2008). *Psychological treatment of health anxiety and hypochondriasis. A biopsychosocial approach.* Göttingen, Cambridge (USA): Hogrefe.

Bleichhardt, G. & Weck, F. (2007). *Kognitive Verhaltenstherapie bei Hypochondrie und Krankheitsangst.* Berlin: Springer.

Furer, P., Stein, M. B. & Walker, J. (2007). *Treating health anxiety and fear of death.* Berlin: Springer.

Lieb, H. & von Pein, A. (2001). *Der kranke Gesunde.* Stuttgart: Trias.

Martin, A. & Bleichhardt, G. (in Vorb.). *Ratgeber Hypochondrie und Krankheitsängste.* Göttingen: Hogrefe.

Rief, W. & Hiller, W. (2010). *Somatisierungsstörung* (2., aktualisierte Aufl.). Göttingen: Hogrefe.

Taylor, S. & Asmundson, G. J. G. (2004). *Treating health anxiety – A cognitive behavioral approach.* New York: Guilford Press.

6 Literatur

Abramowitz, J. S. & Braddock, A. E. (2008). *Psychological treatment of health anxiety and hypochondriasis. A biopsychosocial approach.* Göttingen, Cambridge (USA): Hogrefe.

Asmundson, G. J. G., Taylor, S., Sevgur, S. & Cox, B. J. (2001). Health anxiety: Classification and clinical features. In G. J. G. Asmundson, S. Taylor & B. J. Cox (Eds.). *Health anxiety. Hypochondriasis and related disorders* (pp. 3–21). Chichester: Wiley.

Bagby, R. M., Taylor, G. J. & Ryan, D. (1986). Toronto Alexithymia Scale: Relationship with personality and psychopathology measures. *Psychotherapy and Psychosomatics, 45,* 207–215.

Barsky, A. J. (1979). Patients who amplify bodily sensations. *Annals of Internal Medicine, 91,* 63–70.

Barsky, A. J. & Ahern, D. K. (2004). Cognitive behavior therapy for hypochondriasis: A randomized controlled trial. *Journal of the American Medical Association, 291,* 1464–1470.

Barsky, A. J., Ahern, D. K., Bailey, E. D., Saintfort, R., Liu, E. B. & Peekna, H. M. (2001). Hypochondriacal patients' appraisal of health and physical risks. *American Journal of Psychiatry, 158,* 783–787.

Barsky, A. J., Barnett, M. C. & Cleary, P. D. (1994a). Hypochondriasis and panic disorder. Boundary and overlap. *Archives of General Psychiatry, 51,* 918–925.

Barsky, A. J., Coeytaux, R. R., Sarnie, M. K. & Cleary, P. D. (1993). Hypochondrial patients' beliefs about good health. *American Journal of Psychiatry, 150,* 1085–1089.

Barsky, A. J., Fama, J. M., Bailey, E. D. & Ahern, D. K. (1998). A prospective 4- to 5-year study of DSM-III-R hypochondriasis. *Archives of General Psychiatry, 55,* 737–744.

Barsky, A. J., Wool, C., Barnett, M. C. & Cleary, P. D. (1994b). Histories of childhood trauma in adult hypochondriacal patients. *American Journal of Psychiatry, 151,* 397–401.

Becker, E. & Margraf, J. (2002). *Generalisierte Angststörung. Ein Therapieprogramm.* Weinheim: Beltz PVU.

Becker, E. S. & Hoyer, J. (2005). *Generalisierte Angststörung.* Göttingen: Hogrefe.

Bleichhardt, G. & Hiller, W. (2006). Krankheitsangst bei Patienten in ambulanter Verhaltenstherapie: Psychopathologie, medizinische Inanspruchnahme und Mediennutzung. *Verhaltenstherapie und Verhaltensmedizin, 27,* 29–41.

Bleichhardt, G. & Hiller, W. (2007). Hypochondriasis and health anxiety in the German population. *British Journal of Health Psychology, 12,* 511–523.

Bleichhardt, G. & Hiller, W. (in Vorb.). *What do hypochondriac patients learn when they search for medical information?*

Bleichhardt, G., Timmer, B. & Rief, W. (2005). Hypochondriasis among patients with multiple somatoform symptoms – psychopathology and outcome of a cognitive-behavioral therapy. *Journal of Contemporary Psychotherapy, 35,* 239–249.

Bleichhardt, G. & Weck, F. (2006). Psychotherapie bei Hypochondrie. *Hessisches Ärzteblatt, 67,* 413–414.

Bleichhardt, G. & Weck, F. (2007). *Kognitive Verhaltenstherapie bei Hypochondrie und Krankheitsangst.* Berlin: Springer.

Bouman, T. K. (2002). A community-based psychoeducational group approach to hypochondriasis. *Psychotherapy and Psychosomatics, 71,* 326–332.

Bouman, T. K. & Buwalda, F. M. (2008). A psychoeducational approach to hypochondriasis: Background, content, and practical guidelines. *Cognitive and Behavioral Practice, 15,* 231–243.

Bravo, I. M. & Silverman, W. K. (2001). Anxiety sensitivity, anxiety, and depression in older patients and their relation to hypochondriacal concerns and medical illnesses. *Aging and Mental Health, 5,* 349–357.

Buwalda, F. M. & Bouman, T. K. (2008). Predicting the effect of psychoeducational group treatment for hypochondriasis. *Clinical Psychology and Psychotherapy, 15,* 396–403.

Buwalda, F. M., Bouman, T. K. & van Duijn, M. A. (2006). Psychoeducation for hypochondriasis: A comparison of a cognitive-behavioural approach and a problem-solving approach. *Behaviour Research and Therapy, 45,* 887–899.

Buwalda, F. M., Bouman, T. K. & Van Duijn, M. A. J. (2008). The effect of a psychoeducational course on hypochondriacal metacognition. *Cognitive Therapy and Research, 32,* 689–701.

Clark, D. M., Salkovskis, P. M., Hackmann, A., Wells, A., Fennell, M., Ludgate, J., Ahmad, H., Richards, C. & Gelder, M. (1998). Two psychological treatments for hypochondriasis. A randomised controlled trial. *British Journal of Psychiatry, 173,* 218–225.

Costa, P. T. & McCrae, R. R. (1992). *Revised NEO personality inventory (NEO PI-R) and NEO five factor inventory. Professional manual.* Odessa, Fl.: Psychological Assessment Resources.

Cox, B. J., Borger, S. C., Asmundson, G. J. G. & Taylor, S. (2000). Dimensions of hypochondriasis and the five-factor model of personality. *Personality and Individual Differences, 29,* 99–108.

Creed, F. & Barsky, A. (2004). A systematic review of the epidemiology of somatisation disorder and hypochondriasis. *Journal of Psychosomatic Research, 56,* 391–408.

Fallon, B. A., Petkova, E., Skritskaya, N., Sanchez-Lacay, A., Schneier, F., Vermes, D., Cheng, J. & Liebowitz, M. R. (2008). A double-masked, placebo-controlled study of fluoxetine for hypochondriasis. *Journal of Clinical Psychopharmacology, 28,* 638–645.

Fallon, B. A., Schneier, F. R., Marshall, R., Campeas, R., Vermes, D., Goetz, D. & Liebowitz, M. R. (1996). The pharmacotherapy of hypochondriasis. *Psychopharmacology Bulletin, 32,* 607–611.

Fava, G. A., Grandi, S., Rafanelli, C., Fabbri, S. & Cazzaro, M. (2000). Explanatory therapy in hypochondriasis. *Journal of Clinical Psychiatry, 61,* 317–322.

Fink, P., Ørnbøl, E., Toft, T., Sparle, K. C., Frostholm, L. & Olesen, F. (2004). A new, empirically established hypochondriasis diagnosis. *American Journal of Psychiatry, 161,* 1680–1691.

Furer, P., Stein, M. B. & Walker, J. (2007). *Treating health anxiety and fear of death.* Berlin: Springer.

Grassi, L., Rossi, E., Sabato, S., Cruciali, G. & Zimbelli, M. (2004). Diagnostic criteria for psychosomatic research and psychosocial variables in breast cancer. *Psychosomatics, 45,* 483–491.

Greeven, A., van Balkom, A. J., Visser, S., Merkelbach, J. W., van Rood, Y. R., van Dyck, R., Van der Does, A. J. W., Zitman, F. G. & Spinhoven, P. (2007). Cognitive behavior therapy and paroxetine in the treatment of hypochondriasis: A randomized controlled trial. *American Journal of Psychiatry, 164,* 91–99.

Gureje, O., Üstün, T. B. & Simon, G. E. (1997). The syndrome of hypochondriasis: A cross-national study in primary care. *Psychological Medicine, 27,* 1001–1010.

Haenen, M.-A., de Jong, P., Schmidt, A. J. M., Stevens, S. & Visser, L. (2000). Hypochondriacs' estimation of negative outcomes: Domain-specificity and responsiveness to reassuring and alarming information. *Behaviour Research and Therapy, 38,* 819–833.

Hamm, A. (2006). *Spezifische Phobien.* Göttingen: Hogrefe.

Hiller, W., Leibbrand, R., Rief, W. & Fichter, M. M. (2002). Predictors of course and outcome in hypochondriasis after cognitive-behavioral treatment. *Psychotherapy and Psychosomatics, 71,* 318–325.

Hiller, W. & Rief, W. (2004). *Internationale Skalen für Hypochondrie. Deutschsprachige Adaptation des Whiteley-Index (WI) und der Illness Attitude Scales (IAS) (Manual).* Bern: Huber.

Hiller, W., Zaudig, M. & Mombour, W. (1997). *IDCL. Internationale Diagnosen Checklisten für DSM-IV und ICD-10.* Göttingen: Hogrefe.

Hitchcock, P. B. & Mathews, A. (1992). Interpretation of bodily symptoms in hypochondriasis. *Behaviour Research and Therapy, 30,* 223–234.

Kehler, M. D. & Hadjistavropoulos, H. D. (2009). Is health anxiety a significant problem for individuals with multiple sclerosis? *Journal of Behavioral Medicine, 32,* 150–61.

Kellner, R. (1979). Psychotherapeutic strategies in the treatment of psychophysiologic disorders. *Psychotherapy and Psychosomatics, 32,* 91–100.

Kellner, R. (1982). Psychotherapeutic strategies in hypochondriasis: A clinical study. *American Journal of Psychotherapy, 36,* 146–157.

Kellner, R. (1986). *Somatization and hypochondriasis.* New York: Praeger Publishers.

Longley, S. L., Watson, D. & Noyes, R. (2005). Assessment of the hypochondriasis domain: The multidimensional inventory of hypochondriacal traits (MIHT). *Psychological Assessment, 17,* 3–14.

Looper, K. J. & Kirmayer, L. J. (2001). Hypochondriacal concerns in a community population. *Psychological Medicine, 31,* 577–584.

MacLeod, A. K., Haynes, C. & Sensky, T. (1998). Attributions about common bodily sensations: Their associations with hypochondriasis and anxiety. *Psychological Medicine, 28,* 225–228.

Marcus, D. K. (1999). The cognitive-behavioral model of hypochondriasis: Misinformation and triggers. *Journal of Psychosomatic Research, 47,* 79–91.

Marcus, D. K., Gurley, J. R., Marchi, M. M. & Bauer, C. (2007). Cognitive and perceptual variables in hypochondriasis and health anxiety: A systematic review. *Clinical Psychology Review, 27,* 127–139.

Martin, A. & Jacobi, F. (2006). Features of hypochondriasis and illness worry in the general population in Germany. *Psychosomatic Medicine, 68,* 770–777.
Martin, A. & Rief, W. (2009). Biofeedback. In M. Hautzinger & P. Pauli (Hrsg.), *Psychotherapeutische Methoden* (Enzyklopädie der Psychologie, Serie Psychologische Interventionsmethoden, Bd. 2, S. 599–663). Göttingen: Hogrefe.
Nemiah, J. C. (1977). Alexithymia. *Psychotherapy and Psychosomatics, 28,* 199–206.
Noyes, R., Happel, R. L. & Yagla, S. J. (1999). Correlates of hypochondriasis in a nonclinical population. *Psychosomatics, 40,* 461–469.
Noyes, R., Holt, C. S., Happel, R. L., Kathol, R. G. & Yagla, S. J. (1997). A family study of hypochondriasis. *Journal of Nervous and Mental Disease, 185,* 223–232.
Noyes, R., Kathol, R. G., Fisher, M. M., Phillips, B. M., Suelzer, M. T. & Woodman, C. L. (1994). Psychiatric comorbidity among patients with hypochondriasis. *General Hospital Psychiatry, 16,* 78–87.
Noyes, R., Stuart, S. P., Langbehn, D. R., Happel, R. L., Longley, S. L., Muller, B. A. & Yagla, S. J. (2003). Test of an interpersonal model of hypochondriasis. *Psychosomatic Medicine, 65,* 292–300.
Noyes, R., Stuart, S., Langbehn, D. R., Happel, R. L., Longley, S. L. & Yagla, S. J. (2002). Childhood antecedents of hypochondriasis. *Psychosomatics, 43,* 282–289.
Noyes, R., Stuart, S., Watson, D. B. & Langbehn, D. R. (2006). Distinguishing between hypochondriasis and somatisation disorder: A review of the existing literature. *Psychotherapy and Psychosomatics, 75,* 270–281.
Otto, M. W., Demopulos, C. M., McLean, N. E., Pollack, M. H. & Fava, M. (1998). Additional findings on the association between anxiety sensitivity and hypochondriacal concerns: Examination of patients with major depression. *Journal of Anxiety Disorders, 12,* 225–232.
Pilowsky, I. (1967). Dimensions of hypochondriasis. *British Journal of Psychiatry, 113,* 89–93.
Renneberg, B. & Hammelstein, P. (2006). *Gesundheitspsychologie.* Berlin: Springer.
Rief, W. & Hiller, W. (2008). *SOMS – Screening für Somatoforme Störungen.* Göttingen: Hogrefe.
Rief, W. & Hiller, W. (2010). *Somatisierungsstörung* (2., aktualisierte Aufl.). Göttingen: Hogrefe.
Rief, W., Hiller, W. & Margraf, J. (1998). Cognitive aspects of hypochondriasis and the somatization syndrome. *Journal of Abnormal Psychology, 107,* 587–595.
Rief, W., Ihle, D. & Pilger, F. (2003). A new approach to assess illness behaviour. *Journal of Psychosomatic Research, 54,* 405–414.
Salkovskis, P. M. & Warwick, H. M. C. (2001). Meaning, misinterpretations and medicine: A cognitive-behavioral approach to understanding health anxiety and hypochondriasis. In V. Starcevic & D. R. Lipsitt (Eds.), *Hypochondriasis. Modern perspectives on an ancient malady* (pp. 202–222). New York: Oxford University Press.
Sandin, B., Chorot, P., Santed, M. A. & Valiente, R. M. (2004). Differences in negative life events between patients with anxiety disorders, depression and hypochondriasis. *Anxiety, Stress and Coping, 17,* 37–47.
Schneider, S. & Margraf, J. (1998). *Agoraphobie und Panikstörung.* Göttingen: Hogrefe.
Schneider, S. & Margraf, J. (2006). *DIPS. Diagnostisches Interview bei psychischen Störungen.* Heidelberg: Springer.
Sharoff, K. (2007). *Leben mit chronischen und unheilbaren Krankheiten. Krankheitsbewältigung durch kognitive Fertigkeiten.* Bern: Huber.

Smeets, G., de Jong, P. J. & Mayer, B. (2000). If you suffer from a headache, then you have a brain tumour: Domain-specific reasoning „bias" and hypochondriasis. *Behaviour Research and Therapy, 38,* 763–776.

Stangier, U. (2002). *Hautkrankheiten und Körperdysmorphe Störung.* Göttingen: Hogrefe.

Stark, D., Kiely, M., Smith, A., Morley, S., Selby, P. & House, A. (2004). Reassurance and the anxious cancer patient. *British Journal of Cancer, 91,* 893–899.

Stein, M. B., Jang, K. L. & Livesley, W. J. (1999). Heritability of anxiety sensitivity: A twin study. *American Journal of Psychiatry, 156,* 246–251.

Stuart, S. & Noyes, R. (1999). Attachment and interpersonal communication in somatization. *Psychosomatics, 40,* 34–43.

Taylor, G. J. (2000). Recent developments in alexithymia theory and research. *Canadian Journal of Psychiatry, 45,* 134–142.

Taylor, S. & Asmundson, G. J. G. (2004). *Treating Health Anxiety – A cognitive behavioral approach.* New York: Guilford Press.

Taylor, S., Thordarson, D. S., Jang, K. L. & Asmundson, G. J. G. (2006). Genetic and environmental origins of health anxiety: A twin study. *World Psychiatry, 5,* 47–50.

Thomson, A. B. & Page, L. A. (2007). Psychotherapies for hypochondriasis. *Cochrane Database of Systematic Reviews, 4,* CD006520.

Torgersen, S. (1986). Genetics of somatoform disorders. *Archives of General Psychiatry, 43,* 502–505.

Visser, S. & Bouman, T. K. (2001). The treatment of hypochondriasis: Exposure plus response prevention vs. cognitive therapy. *Behaviour Research and Therapy, 39,* 423–442.

Warwick, H. M., Clark, D. M., Cobb, A. M. & Salkovskis, P. M. (1996). A controlled trial of cognitive-behavioural treatment of hypochondriasis. *British Journal of Psychiatry, 169,* 189–195.

Warwick, H. W. & Salkovskis P. M. (1990). Hypochondriasis. *Behaviour Research and Therapy, 28,* 105–117.

Watt, M. C. & Stewart, S. H. (2000). Anxiety sensitivity mediates the relationships between childhood learning experiences and elevated hypochondriacal concerns in young adulthood. *Journal of Psychosomatic Research, 49,* 107–118.

Wattar, U., Sorensen, P., Buemann, I., Birket-Smith, M., Salkovskis, P. M., Albertsen, M. & Strange, S. (2005). Outcome of cognitive-behavioural treatment for health anxiety (hypochondriasis) in a routine clinical setting. *Behavioural and Cognitive Psychotherapy, 33,* 165–175.

Weck, F., Bleichhardt, G. & Hiller, W. (2009). Stellen Erfahrungen mit Krankheiten einen spezifischen Risikofaktor für Krankheitsängste dar? *Zeitschrift für Klinische Psychologie und Psychotherapie, 38,* 89–99.

Wise, T. N., Mann, L. S., Hryvniak, M., Mitchell, J. D. & Hill, B. (1990). The relationship between alexithymia and abnormal illness behavior. *Psychotherapy and Psychosomatics, 54,* 18–25.

Wittchen, H.-U., Pfister, H. & Garczynski, E. (1997a). *CIDI. Composite International Diagnostic Interview nach ICD-10 und DSM-IV der WHO, deutsche Version.* Göttingen: Hogrefe.

Wittchen, H.-U., Zaudig, M. & Fydrich, T. (1997b). *Strukturiertes Klinisches Interview für DSM-IV (SKID-I und SKID-II).* Göttingen: Hogrefe.

Witthöft, M., Haaf, A., Rist, F. & Bailer, J. (in Druck). Erfassung von Krankheitsangst mit dem Multidimensional Inventory of Hypochondriacal Traits (MIHT). *Diagnostica.*

Yalom, I. D. (2008). *In die Sonne schauen. Wie man die Angst vor dem Tod überwindet.* München: Random House.

7 Anhang

Information zur Diagnose „Hypochondrie“
für Patienten mit Krankheitsangst

In der Therapie wird das Problem, für das Sie Hilfe suchen, gern als „Krankheitsangst“ bezeichnet. Dieses Wort beschreibt eine Angst davor, dass man ernsthaft erkrankt sein könnte. Diese Gedanken begründen sich meist durch objektiv vorhandene körperliche Missempfindungen, die als Krankheitszeichen interpretiert werden.

Im Sinne medizinischer und psychologischer Vorgaben wird „Krankheitsangst“ aber nicht als Diagnose akzeptiert. Vielmehr wird hier ein anderer Begriff verwendet: Man spricht von Hypochondrie.

Zu den Begriffen „Hypochondrie“ oder „Hypochonder“ gibt es viele Vorurteile und Missverständnisse. So sprechen Laien hier oft von „eingebildeten Kranken“. Zum einen wird von Personen mit Hypochondrie aber eine Krankheit befürchtet oder vermutet, aber nicht eingebildet. Zum anderen begründet sich die Krankheitsannahme in tatsächlich vorhandenen körperlichen Empfindungen, die als Krankheitszeichen gesehen werden.

Geschichtlich betrachtet, wurde der Begriff „Hypochondrie“ etwa im 4. Jahrhundert v. Chr. vom so genannten „hippochondrium“ abgeleitet. Das Hippochondrium ist der obere Bereich des Bauches, etwa dort, wo sich die Organe Leber, Galle und Milz befinden.

Vom heutigen Standpunkt aus wird die Hypochondrie in medizinischen oder psychologischen Fachbüchern definiert. Dort findet man als Kernmerkmal die „Angst oder Überzeugung, eine ernste Krankheit zu haben, die seit mindestens einem halben Jahr besteht.“ Dies bedeutet also nichts anderes als eine länger bestehende Krankheitsangst.

Checkliste Therapieplanung

1. Therapieeingangsphase
- Exploration der Symptomatik
- Ausreichende Motivation zur Bewältigung von Krankheitsangst vorhanden?
- Kooperation mit Hausarzt
- Protokolle/Tagebücher zur Selbstbeobachtung

2. Kognitiver Schwerpunkt
- Alternative Erklärungen für Missempfindungen
  - Aufmerksamkeit
  - Stress
  - Körperliche Symptome von Angst
  - Körperbezogene Vorstellungen
  - Weitere Erklärungen (Schonhaltung, Nahrungsmittel, etc.)
- Veränderung der Wahrscheinlichkeit der Krankheitsannahmen
  - Argumente für Krankheitsannahme sammeln (auch andere als körperliche Beschwerden!)
  - Disputation der Annahmen
  - Argumente gegen Krankheitsannahme sammeln
- Veränderung der Aversivität der Krankheitsannahmen: identifizieren und formulieren, weiterdenken, hinterfragen
- Grübelprozesse aufdecken und verändern
- Umgang mit dem Wunsch nach absoluter Sicherheit gesund zu sein

3. Behavioraler Schwerpunkt
- Selbstkontrollverhalten einstellen/vermindern
- Rückversicherung reduzieren
  - Arztbesuche
  - Bezugspersonen
  - Medienrecherchen
- Expositionen
  - Exposition an körperlichen Missempfindungen
  - Exposition in vivo mit bisher vermiedenen Situationen/Tätigkeiten
  - Worst-Case-Exposition in sensu

4. Steigerung der Lebensqualität

5. Therapieabschlussphase: Stabilisierung und Rückfallprophylaxe

Protokoll für Krankheitsängste				
Wann und in welcher Situation trat die Krankheitsangst auf?	**An welche Krankheit haben Sie gedacht?**	**Wie stark war die Angst?** 1: sehr gering 10: extrem stark	**Welche Körperempfindungen traten auf?**	**Was haben Sie gemacht, als die Ängste auftraten?**

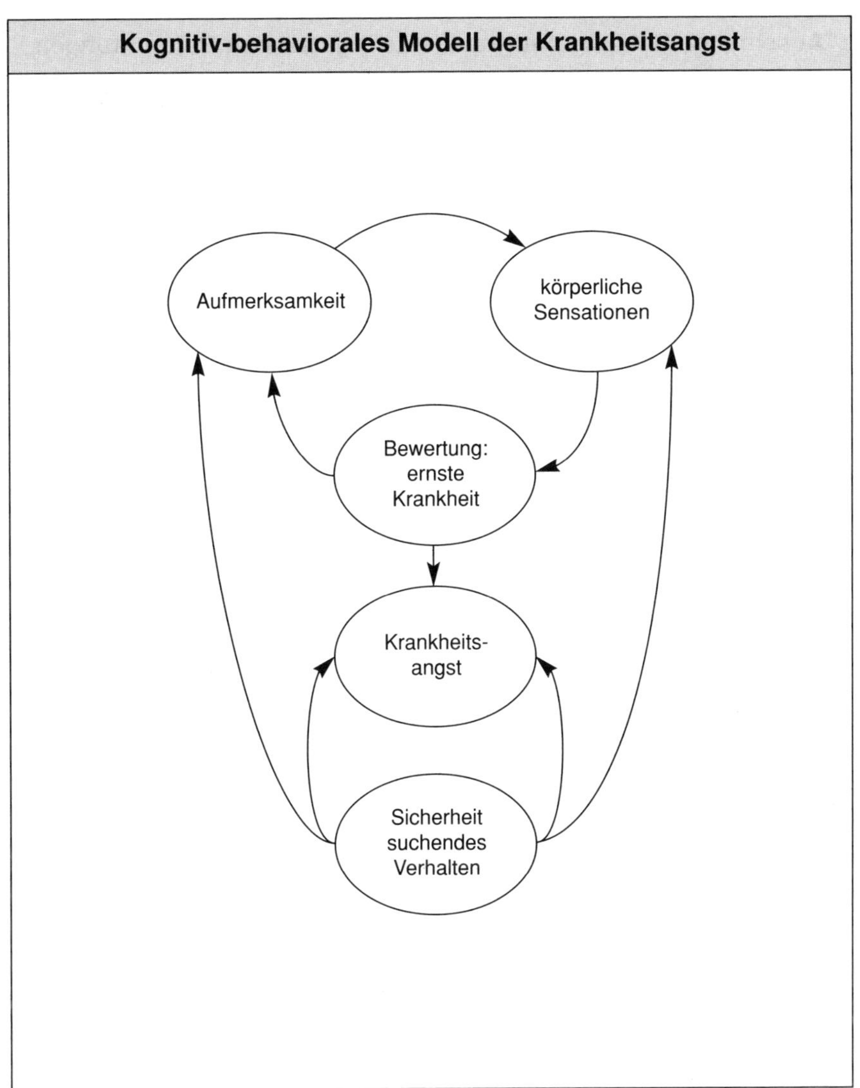
Kognitiv-behaviorales Modell der Krankheitsangst
Aufmerksamkeit
körperliche Sensationen
Bewertung: ernste Krankheit
Krankheits-angst
Sicherheit suchendes Verhalten

Auseinandersetzung mit Krankheitsängsten und Befürchtungen

Der bedrohliche Gedanke ist (z. B. zu befürchteter Krankheit, zu Körperempfindungen):

____

____

____

Wie stark sind Sie aktuell davon überzeugt, dass dies so zutrifft (0 bis 100 %)?

zu ______ %

Belege für die Überzeugung/Befürchtung:

____

____

____

Belege gegen die Überzeugung/Befürchtung (ggf.: Gibt es alternative Erklärungen?):

____

____

____

Wie stark sind Sie jetzt, nach eigener Sichtung der Argumente und Gegenargumente, davon überzeugt, dass Ihr ursprünglicher Gedanke zutrifft (0 bis 100 %)?

zu ______ %